组织编写｜中华口腔医学会
中国牙病防治基金会
国家口腔医学质控中心
中国医师协会口腔医师分会

新型冠状病毒肺炎口腔医疗机构防护手册

主　　审　　武迎宏

顾　　问　　王　兴　　俞光岩　　葛立宏　　沈曙铭

主　　编　　郭传瑸　　周永胜　　蔡志刚
副 主 编　　陈霄迟　　施祖东　　李秀娥

编　　者（以姓氏笔画为序）

丁建芬　　王　冕　　王春丽　　邓旭亮　　江　泳
孙燕楠　　李　华　　李自力　　李秀娥　　李晓光
李铁军　　杨　旭　　汪　薇　　宋代莹　　张汉平
张祖燕　　陈霄迟　　范宝林　　周永胜　　郑利光
单艳华　　胡　凯　　施祖东　　徐丹慧　　郭传瑸
曹战强　　董美丽　　蔡志刚

主编秘书　　王　冕

人民卫生出版社

图书在版编目（CIP）数据

新型冠状病毒肺炎口腔医疗机构防护手册 / 郭传瑸，周永胜，蔡志刚主编 . —北京：人民卫生出版社，2020.3

ISBN 978-7-117-29854-4

Ⅰ.①新… Ⅱ.①郭…②周…③蔡… Ⅲ.①日冕形病毒 – 病毒病 – 肺炎 – 防护 – 手册　Ⅳ.①R563.109–62

中国版本图书馆 CIP 数据核字（2020）第 033973 号

| 人卫智网 | www.ipmph.com | 医学教育、学术、考试、健康，购书智慧智能综合服务平台 |
| 人卫官网 | www.pmph.com | 人卫官方资讯发布平台 |

新型冠状病毒肺炎口腔医疗机构防护手册

主　　编：郭传瑸　周永胜　蔡志刚
出版发行：人民卫生出版社（中继线 010-59780011）
地　　址：北京市朝阳区潘家园南里 19 号
邮　　编：100021
E - mail：pmph @ pmph.com
购书热线：010-59787592　010-59787584　010-65264830
印　　刷：保定市中画美凯印刷有限公司
经　　销：新华书店
开　　本：889 × 1194　1/32　印张：3.5
字　　数：62 千字
版　　次：2020 年 3 月第 1 版　2020 年 4 月第 1 版第 2 次印刷
标准书号：ISBN 978-7-117-29854-4
定　　价：16.00 元

打击盗版举报电话：010-59787491　E-mail：WQ @ pmph.com
质量问题联系电话：010-59787234　E-mail：zhiliang @ pmph.com

前　言

近期，一场突如其来的新型冠状病毒肺炎（简称新冠肺炎）疫情在湖北武汉暴发。由于新冠肺炎是一种新型传染性疾病，我们对其防控认知不多，因此它迅速在全国蔓延，严重干扰了人民的正常生活和医疗秩序。

作为疫情风险防控重要一环的口腔医疗机构，既要服务于人民的口腔健康，又要有效预防疫情不在口腔医疗机构内传播，口腔医务工作者责任重大。口腔诊疗操作过程中会产生大量水雾、飞沫及气溶胶，医师需要近距离接触患者开放的口鼻，口腔颌面外科患者有些需行气管切开，脓肿患者需切开引流，患者术后需要口腔和气道护理等。这些操作都很容易产生喷溅，若防护不当，感染控制工作不到位，可能会造成医务人员自身感染，引发患者间交叉感染，成为新冠肺炎疫情防控的难点。因此，口腔医疗机构是医院感染和疫情蔓延的重要风险区。由于上述口腔诊疗操作的特点和全国口腔医疗机构的医院感染和传染病防护能力参差不齐,口腔医务工作者面临着巨大的挑战。因此,多地卫生健康委先后出台了关于疫情期间口腔诊疗的防护指导或要求,以规范和指导口腔医疗机构在疫情期间的防护和诊疗。但是,针对不同地区的疫情严重情况不同,不同级别和不同应急状态下的口腔医疗机构应该有不同的防护策略,既要做到防护到位,也要避免防护过度,杜绝各类防护物资的浪费。同时,随着各地疫情控制逐步好转,如何促进各级医疗机构合理有序做到防护和开诊两不误,也是近期需要关注的重点问题。

本手册以国家有关新冠肺炎防控的要求为准绳,结合口腔医疗机构医院感染控制的基本要求和北京大学口腔医院及其他口腔医疗机构在此次疫情防护过程中的经验编写。主要内容包括:新型冠状病毒肺炎与口腔临床诊疗的关系,口腔医疗机构疫情防护应急管理体系建设,疫情期间口腔患者诊疗程序,医务人员的个人防护措施,疫情期间的清洁、消毒与灭菌,疫情期间应急管理的实施等。相信本手册能为当前疫情期间全国各级口腔医疗机构的个人、门诊、病区和手术室科学防护,合理有序开展口腔诊疗提供技术和理论支持,也能为今后应对类似的呼吸道传染病疫情的预防提供借鉴。

由于编写时间紧,加之我们对新冠肺炎的防护认识尚在不断发展中,本书难免有不足之处,恳请谅解。

特别感谢中国牙病防治基金会——时代天使关爱基金项目对本手册出版的大力支持。

历史一次次证明,人类终将通过科学防控战胜疫情。我们坚信,在以习近平同志为核心的党中央坚强领导下,全国一盘棋打赢新冠肺炎战"疫"的时刻将会很快到来。我们希望本手册能为全国各级口腔医疗机构做到科学的疫情防护,合理有序开展口腔诊疗提供指导,为最终打赢这场没有硝烟的战"疫"尽到绵薄之力。

郭传瑸　周永胜　蔡志刚
2020 年 2 月 21 日

目　录

第一章　新型冠状病毒肺炎与口腔临床诊疗的关系 ⋯⋯⋯ 1

一、新型冠状病毒与新型冠状病毒肺炎简介 ⋯⋯⋯⋯ 1

二、疫情期间口腔医疗机构防护的重要性 ⋯⋯⋯⋯⋯ 3

第二章　口腔医疗机构疫情防护应急管理体系建设 ⋯⋯⋯ 5

一、疫情防护应急管理体系及主要工作原则 ⋯⋯⋯⋯ 5

二、疫情期间特别工作机制和管理要求 ⋯⋯⋯⋯ 19

三、疫情期间口腔医疗机构建筑布局与

隔离要求 ⋯⋯⋯⋯⋯⋯⋯⋯⋯⋯⋯⋯ 24

四、人员培训 ⋯⋯⋯⋯⋯⋯⋯⋯⋯⋯⋯⋯⋯⋯ 27

第三章　疫情期间口腔患者诊疗程序 ⋯⋯⋯⋯⋯⋯⋯⋯ 31

第四章　医务人员的个人防护措施 ⋯⋯⋯⋯⋯⋯⋯⋯⋯ 33

一、门诊医务人员的个人防护措施 ⋯⋯⋯⋯⋯⋯ 33

二、病区医务人员的个人防护措施 ⋯⋯⋯⋯⋯⋯ 36

三、手术室医务人员的个人防护措施 ⋯⋯⋯⋯⋯ 39

四、手卫生 ⋯⋯⋯⋯⋯⋯⋯⋯⋯⋯⋯⋯⋯⋯⋯ 40

五、医务人员穿脱防护用品的流程 ⋯⋯⋯⋯⋯⋯ 40

六、其他医务人员的个人防护措施 ⋯⋯⋯⋯⋯⋯ 43

七、防护用品的审核和选择 ·············· 46

第五章　疫情期间的清洁、消毒与灭菌·············· 51

一、物体表面清洁与消毒 ·············· 53

二、空气净化与消毒 ·············· 57

三、医疗器械清洁、消毒与灭菌 ·············· 60

四、终末消毒与患者尸体处置 ·············· 63

五、医疗废物处置 ·············· 66

第六章　疫情期间应急管理的实施·············· 68

一、部门协调与联动机制管理 ·············· 68

二、人员应急管理 ·············· 69

三、疫情防护物资调配及出入库管理 ·············· 71

四、医疗服务及医疗安全管理 ·············· 78

五、宣传与舆情管理 ·············· 82

六、支援与预备队伍的建设与管理 ·············· 86

七、教学、科研工作的应急管理 ·············· 87

八、信息部门的应急管理 ·············· 91

九、其他应急管理 ·············· 93

结语 ·············· 95

参考文献 ·············· 97

第一章

新型冠状病毒肺炎与口腔临床诊疗的关系

一、新型冠状病毒与新型冠状病毒肺炎简介

新型冠状病毒肺炎（coronavirus disease 2019，COVID-19）简称"新冠肺炎"。

1. 新型冠状病毒肺炎的病原学　新型冠状病毒肺炎的病原体是新型冠状病毒。其是正链 RNA 病毒，基因特征与 SARSr-CoV 和 MERSr-CoV 有明显区别，与蝙蝠 SARS 样冠状病毒（bat-SL-CoVZC45）同源性达到 85% 以上。2020 年 2 月 11 日国际病毒分类委员会将新型冠状病毒命名为 SARS-CoV-2（severe acute respiratory syndrome coronavirus 2）。

2. 新型冠状病毒肺炎的流行病学和传播途径　新型冠状病毒肺炎主要的传播途径是经呼吸道飞沫和密切接触传播，在相对封闭的环境中长时间暴露于高浓度气溶胶情况下存在经气溶胶传播的可

能。人群普遍易感,老年人及有基础疾病者感染后常病情较重。

3. 新型冠状病毒肺炎的临床特点

(1)临床表现:新型冠状病毒肺炎潜伏期1~14天,多数是3~7天。主要表现为发热、乏力、干咳,少数病例伴有鼻塞、流涕、咽痛、腹泻等症状。重症患者多在发病一周后出现呼吸困难和/或低氧血症,严重者快速进展为急性呼吸窘迫综合征、脓毒症休克、难以纠正的代谢性酸中毒和出凝血功能障碍等。部分重型、危重型患者病程中可为中低热,甚至无明显发热。

(2)胸部影像学检查:早期呈现多发小斑片影及肺间质改变,以肺外带明显,进而发展为双肺多发磨玻璃影、浸润影,严重者可出现肺实变,胸腔积液少见。

(3)实验室检查:发病早期外周血白细胞总数正常或降低,淋巴细胞计数减少,部分患者可出现肝酶、乳酸脱氢酶(LDH)、激酶和肌红蛋白增高,部分危重者可见肌钙蛋白增高。多数患者C反应蛋白(CRP)和血沉升高,降钙素原正常。严重者D-二聚体升高、外周血淋巴细胞进行性减少。鼻咽拭子、痰、下呼吸道分泌物、血液、粪便等标本可检测出新型冠状病毒核酸。

二、疫情期间口腔医疗机构防护的重要性

在传染病暴发、流行期间,患者在医疗机构相对集中,可能导致患者间、医患间的交叉感染,这对疫情的防控将是极大的考验。口腔诊室是集检查、诊断、治疗为一体的空间,结构环境特殊,而且在口腔诊疗中医护操作距离患者很近,医患接触密切。

常见的与口腔诊疗医院感染有关的传播方式有呼吸道传播、消化道传播、接触传播和体液传播等。呼吸道传播中的飞沫传播和气溶胶传播是口腔医疗机构中最主要的风险。对于消化道,有些病原体虽然不通过粪 - 口途径传播,但可以在消化道特别是口腔存活甚至繁殖,从而导致口腔诊疗中存在感染风险。接触传播分为直接接触传播和间接接触传播,这两种方式在口腔诊疗环境和诊疗过程中几乎都是无法避免的。

根据口腔医疗机构医院感染控制风险的特点,在人员应急管理,口腔诊疗环境清洁消毒,医疗器械清洁、消毒与灭菌,医务人员的个人防护措施,防护用品的审核和选择,以及医疗废物处理等相对风险高的方面将在后面几章展开阐述。另外,在口腔临床操作中,使用高速手机、三用枪、超声洁牙机等可产生含有唾液、血液的飞沫,可造成就诊区域污染。目前已知新型冠状病毒是通过飞沫和密切接

3

触传播疾病,人群普遍易感,本次疫情中已发生多起医护人员感染病例。综上资料,值此疫情期间对于口腔诊疗的医护患三方的医院感染防护需引起高度重视。

第二章

口腔医疗机构疫情防护应急管理体系建设

一、疫情防护应急管理体系及主要工作原则

传染病疫情防控是医疗机构应急管理的重要内容之一，各医疗机构在日常管理过程中都应该建立一整套的应急管理制度和工作系统。新冠肺炎的应急管理体系实际上是医疗机构现有应急管理体系结合特定疾病的具体化。

根据国务院《突发公共卫生事件应急条例》，口腔医疗机构疫情防护应急管理体系由领导体系（领导组）和工作体系（工作组）两部分有机组成（图 2-1）。如果把打赢新冠肺炎疫情比作一场战争，应急管理的领导体系是决策和战略指挥中心，应急管理的工作体系是各兵种攻杀、战守各个前沿阵地的战术指挥中心和战斗单元。同时，随着疫情变化，各种异常情况可能随时出现，尽管各个机构制订了一系列制度和流程，但是面对各种异常突发的情况，既有的制

度和流程可能覆盖不了面临的各类突发、细节问题。因此,基于系统管理和权变应对的工作原则也显得非常重要。

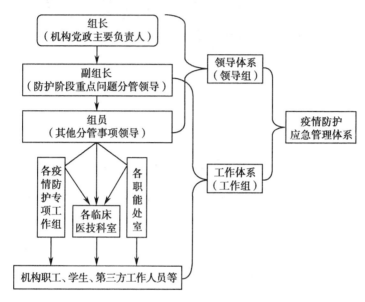

图 2-1　疫情防护应急管理体系示意图
(以口腔医疗机构为例)

除了综合医院的口腔科和二、三级的口腔专科医院外,口腔医疗机构的一大特点是拥有数量庞大、规模迥异、特色鲜明的口腔诊所或民营口腔医疗机构。在目前新冠肺炎防控过程中,很多省区市的卫生行政部门已经明确要求民营口腔医疗机构暂停诊疗服务,但这并不意味着这些医疗机构就没有抗击新冠肺炎的义务。事实上,抗击新冠肺炎疫情是全民"战役",需要人人参与,只是不同机构和人员承担的责任和面临的任务存在差异而已。因此,本章所提的应急防护管理体系以及相关要求对于民营口腔机构同样适用,应结合各自机构的特点和面临的问题进行适当调整。

(一)领导组和工作组设置建议

在疫情防护应急管理体系中,领导组由组长、副组长和组员构成。其中,组长由医疗机构的党政主要负责人担任,副组长由涉及各具体主管事项的副职担任,组员由各相关职能处室和临床科室的负责人组成。为了满足疫情防护需求,在应急管理过程中建立的临时工作组和相关专家组的组长也应当纳入工作组的组员范围内。在组建应急防护领导组和工作组过程中,应当注意:

1. 应急工作需要快速、准确地分析决策和迅速、有效地执行落实,需要由党政主要负责人牵头保证领导工作的权威性。

2. 工作组的职责范围应该覆盖应急管理体系中涉及的相关职能部门和科室,能够实现所有资源的迅速集中、信息的快速传递。

3. 整个领导组和工作组人员数量和任务分配应该以应急任务分工为准。若人员太多,无法集中开展有效讨论,影响应急效率。若人员太少,信息收集和讨论的范围不够全面,影响决策质量。若个别人员承担的任务负担太重,容易出现执行落实中的问题。

4.应急管理的整个体系层级设置要合理。层级太少(比如少于3级),组长需要面对的具体应急工作太多,无法保证有足够的时间思考和规划整个医疗机构的工作方案;层级太多(比如超过5级),整个机构信息沟通和工作协调的效率太低、指挥链太长,应急反馈的速度就会受到影响。

新冠肺炎疫情应急管理考验的是整个医疗机构层面上整体组织动员和协调应对的能力,与日常的运行管理相比,疫情变化迅速、各级要求不断更新、突发情况层出不穷,决策和落实又更加强调效率和效果。因此,应急管理过程中的各种"乱"不可避免,甚至险象环生的情形时有发生,而恰恰是这样的"火线"考验淬炼了管理人才,培养了管理队伍。

(二)应急管理主要工作原则

工作原则在疫情应急工作的价值在于,当具体制度和流程在执行过程中规则不清或者没有规则的时候,该项工作的执行者就可以合理运用工作原则做出决断。因此,这里强调的主要原则要精简,不是医疗机构文化的再宣誓,也不是坚强决心的口号化。以下主要工作原则应重点关注:

1.集中讨论、统一指挥原则

(1)涉及全局性的重大应急防护措施和应急方案由领导组会议集体讨论后确定。

(2)各项防护应急工作机制和职责由领导组讨论后确定并指定具体分管副组长组织落实。

（3）各项具体的应急措施和工作安排在各分管副组长的直接指挥下由各相关工作人员落实。

（4）建立整个应急指挥系统的垂直线性工作模式，确保各项要求、措施即刻执行，确保各项具体工作在开展过程中存在的问题以最快速度在领导组内传递和解决。

2.　信息管控、统一发布原则

（1）指定部门统一收集汇总各级各类防护相关的文件、指南和要求，分类编目管理，及时更新并向领导组、各相关工作组反馈最新的防护要求。

（2）各相关部门接收到的各类专项管理文件、要求和通知要第一时间向指定部门转发，及时开展工作布置、推动落实。对于各部门转发的通知如涉及其他部门办理的，以机构内正式通知方式统一转发。

（3）涉及全局性的应急方案、通知和临时措施，要经过指定部门统一编目后，在正式的机构内工作群、工作组正式下发。

（4）疫情期间所有涉及疫情和相关防护工作的采访、公告等信息由指定部门统一对接，经领导组讨论后安排人员接待、回复或对外发布。

（5）疫情期间涉及机构内管理的各项制度、通知和要求未经领导组批准，不得向外发布。

（6）提醒并严格要求广大工作人员坚决做到"文责自负"，不造谣，不传谣，在疫情期间保持冷静，减少恐慌，及时反馈不实信息和谣传。

3. 即时考核、效果反馈原则

(1)所有疫情防护应急措施的指令从上向下发布过程中,要明确执行起止时间、地点、执行人和考核标准及要求。

(2)所有疫情防护应急措施的指令在具体的执行人执行完成后,应当按要求逐层报告执行落实情况和效果,对于存在问题的要即刻逐层上报。

(3)各应急管理工作组要指定专人负责现场核查、收集汇总、分析研判并随时报告各项具体应急措施指令的执行落实效果,对于发现和上报的问题要研究对策,根据情形发布新的指令或报告领导组。

(4)在医疗机构疫情应急管理工作组中应设置应急措施执行落实督查和考核组,专门负责监督各类应急措施和指令的执行落实情况,确保各类应急措施执行到位。

(三) 决策机制

1. 口腔专科医院的决策机制 疫情防护管理体系是从组织架构的角度出发,建立一套在紧急应对突发传染病防护过程中更好地调动医疗机构内的资源,更加快速和有效地协调应对传染病疫情的指挥和战斗系统。据此,决策机制就显得尤为重要。

在疫情期间,领导组作为"战时"临时机构,在党委会、院长办公会这两个院级决策机构的领导指导下,布置安排医院各项工作。党委会作为医院的最高集体决策机构有权对领导组、工作组的成员及分工进行调整。

领导组应按照疫情的变化和上级有关规定,定期或不定期召开领导组会议。领导组会议由组长召集并主持,领导组成员应在充分调查研究的基础上,按照分工汇报有关事项。会上,根据讨论事项可安排应急工作组成员(或相关职能部门负责人)列席会议。在广泛听取与会人员意见的基础上,应对讨论的事项得出明确的结论,并确定工作落实部门、责任人和完成时限,以确保决策的执行与落实。

涉及疫情期间的重要事项部署、人事安排、规章制度、大额资金使用等需要决策的事项,领导组应按照《党委会议事规则》《院长办公会议事规则》,提请相关决策会议审议并形成医疗机构院级层面的决策意见。

在疫情期间,应保证党委会、院长办公会两个医院决策会议的如期召开,在做好个人防护的前提下,建议通过面对面的形式召集党委会、院长办公会,按照《党委会议事规则》《院长办公会议事规则》的有关规定确保会议决策的合规、有效,并及时向职工公开。

医院党委要充分发挥把方向、管大局、作决策、促改革、保落实的领导作用,始终坚持"三重一大"事项必须由集体决策的原则。在决策时,应坚持科学民主决策原则,坚持民主集中制,在遵守国家法律法规、党内法规、有关政策规定的前提下，参照各上级机关对于疫情防护的总要求和根据疫情变化不断出台的政策规定，坚持防护为先、统筹兼顾、分类指导、精准高效地审议、决定有关事项。此外，由于要应对疫情的快速变化，对于不能及时通过党委会、院长办公会召集而决策的事项，可以由疫情防护领导组先行讨论，经领导组组长授权同意后，在第一时间内按照会议议事规则补过党委会、院长办公会。

2. 民营口腔医疗机构的决策机制　民营口腔医疗机构在应对疫情时，民营机构负责人或董事会应结合机构的特点和面临的问题，做好分工协调，通过召开董事会、核心管理层会议等决策形式就疫情防护、医疗安全、员工安全等问题及时部署。同时，针对疫情的不断变化，要就诊疗安排、职工防护、患者安抚、运营策略等方面进行专题研讨，以确保决策科学、周全。

（四）专家组

面对突发的新冠肺炎疫情，随着各类专家对于疾病相关认知的不断深入，各种具体的诊疗指南、机构内防护的标准、特定病人的处置措施也都在不断变化。这些科学认知上的变化也会带来各级各类部门政策和管理要求的变化，甚至很多时候各类政策和要求之间还存在标准不一、相互冲突的地方，从而导致医疗机构内部应急管理需要不断在很多不确定的信息下做出艰难选择。因此，为了提高决策的效率和可靠性,管理问题可以采用民主集中制的方式来推进,而纯粹的技术问题就需要借助于相应的专家组。

专家组的类别可以根据各个机构防护工作的需要设置,比如新冠肺炎疑似患者临床诊断专家组、院感防护指导专家组、危重病人救治专家组等,构建各类专家组过程中需要关注:

1. 专家组和现有的医政管理委员会的区别是,医政管理委员会是常设机构,而专家组是临时机构,是为了解决某一类或者某一个特定问题而随时设立、随时解散的问题研讨和现场指导临时工作团队。

2. 专家组与现有的应急工作组的区别是应急工作组在应急防控过程中执行管理任务,而专家组更多专注于解决技术问题。

3. 专家组的成员与其个人的专业技术能力相关,与其是否承担行政管理职务没有关系。

4. 专家组成员与是否本机构的职工也没有关系,比如在诊疗过程中,对疑似新冠肺炎患者的应急处置,鉴于口腔医疗机构的专业限制,将特定院外的专家纳入专家组内,及时取得技术指导是非常重要的。

(五)各职能处室/科室工作职责

由于口腔专科医院在管理层级、科室布局、承担职能等方面较为多样复杂,所以这部分内容以口腔专科医院为模板,阐述各职能处室/科室的工作职责。民营口腔医疗机构或诊所可以根据各自承担的职责选择某一部分参考。

在疫情期间,制订并强调各职能处室的职责不是根据院里的工作职责进行简单重复,其主要目的在于:①对于疫情期间需要各部门新增或者在部门间进行调整的工作职责需要特别强调;②疫情期间需要特别强调的工作职责应再次进行提示;③以文件方式公告各职能处室和科室相关的工作职责,便于全体人员在防护过程中知晓并遵照执行。

各口腔医疗机构职能部门和科室设置不尽相同,即使名称相同的部门其职责也可能相差很大,但是不同机构在新冠肺炎疫情期间面临的主要问题是相似的。

1. 党委办公室和院长办公室(含宣传部门)

(1)负责及时汇总传递上级部门有关新冠肺炎疫情防护的相关文件和要求。

(2)协助组织和加强中层干部管理,动员和加强职工宣传。

(3)及时向相关部门通报和反馈防护工作进展,对机构内防护工作的典型事迹开展宣传。

(4)加强对于总值班人员的培训和管理。

(5)根据需要向外发布相关的通知和公告,做好对外信息的发布和管理,及时了解监测舆情。

(6)负责接收、办理和分配各类社会组织、个人捐赠的物资。

(7)协助领导组做好部门间的协调工作等。

2. 医务处和护理部

(1)整体组织协调机构内的防控应急工作并执行落实。

(2)组织对于特定人群和患者的应急救治。

(3)负责测算、协助配置和管控重要防护物资。

(4)组织协调院急救组积极参与机构内外的应急救治工作,建立并加强与院外防护部门、医疗机构和会诊专家组的沟通联络。

(5)根据疫情防护情况做好门诊、急诊诊疗工作安排和医务人员岗位调整安排。

(6)根据疫情变化和防护要求制订住院患者诊疗安排的管理要求。

(7)做好疫情期间医疗纠纷安全排查和应急处置工作,防止因为疫情防护过程中临床诊疗变化以及原有纠纷投诉处理不及时引发新的安全事件。

3. 医院感染管理科

(1)负责开展医护人员防护知识培训和技术指导。

(2)负责储备、管理和指导使用应急救治和环境处置防护物资。

(3)负责特定场所医院感染应急处置和环境监测。

(4)负责汇总、上报传染病相关信息等。

4. 医学装备处和药剂科

(1)负责特定防护应急物资的采购、管理和有序发放。

(2)负责与应急物资机构内外调配使用物资的沟通联络与协调对接工作等。

(3)负责办理、接收和根据需要合理分配各类社会组织、个人捐赠的疫情防护设备、防护和消毒用品等。

5. 教育处

(1)负责执行落实各上级部门在疫情期间关于本科生、八年制学生、研究生、进修医师、规范化培训住院医师、规范化培训专科医师特定防护管理要求以及在本机构内的执行落实工作。

(2)结合疫情期间应急管理的要求,负责收集、汇总和上报涉及各类学生报告的相关信息。

(3)及时关心和慰问各级各类学生,关注学生在疫情期间出现或反馈的具体困难和问题,及时报告、妥善处置。

6. 后勤处和职工食堂

(1)负责收集、储存、转运和销毁疫情期间产生的各类医疗垃圾、废物、废液等。

(2)负责及时收集、清洗和发放各类防护用的衣物和织物用品。

(3)负责传达、督查和评价第三方后勤服务公司和人员防护要求的执行落实情况。

(4)职工食堂负责保障在岗职工的就餐问题,以提供科室送餐、分包外卖等方式减少职工在就餐区域的集中和停留时间。

7. 人事处

(1)统筹安排疫情期间的人力资源调配与管理。

(2)加强疫情期间职工考勤管理,参与加班工作人员的管理服务。

(3)负责职工疫情期间离开工作城市(包括出境)管理,负责汇总职工在疫情期间在家自行隔离时间统计,汇总情况等。

8. 运营管理办公室

(1)根据上级部门的要求,每天按时汇总和上报疫情期间的各类工作数据,及时向相关部门进行通报。

(2)根据疫情期间收入和支出的情况,测算、制订各项疫情期间的绩效方案。

9. 保卫处

(1)负责疫情期间进入机构内人员和指定诊疗区域人员的体温初筛工作。

(2)负责协助就诊人群引导和疏散,协助对患者开展健康事项的宣教和提醒。

(3)负责协助隔离人员和隔离区域的秩序维护和人群管理。

(4)负责积极协助和应急处置突发的医疗纠纷,保障疫情期间医务人员的安全。

10. 财务处

(1)负责各类应急采购的资金预算与协议支付。

(2)会同运营管理办公室测算各类收支、运行情况,制订各类疫情期间以及防护结束后各类绩效方案和预算调整。

(3)挂号收费处和住院处按医院诊疗方案做好患者的告知、引导,落实患者信息登记工作。

11. 纪检监察室

(1)做好疫情期间各部门、各党支部(总支)落实医院党政防护措施情况的监督检查。

(2)做好疫情期间财物捐赠流程和捐赠物资使用的监督检查。

(3)对部门疫情防护工作提出监督意见和建议。

(4)查处疫情期间的违纪、违规案件,做好相关宣传教育。

12. 工会及各工会小组

(1)及时关心和慰问相关职工,关注职工在防护期间出现或反馈的具体困难和问题,及时报告,妥善处置。

(2)协助发放一线人员慰问物品。

13. 信息中心

(1)负责协助各类信息、通知和公告发布的技术支持。

(2)负责搭建各类远程会议系统、远程办公系统、远程会诊系统等的技术支持。

（3）根据疫情防护的需要，不断借助于新的信息化手段，提供各种新的办公、医疗服务和信息沟通的手段。

14. 各临床、医技及辅助科室和各分支机构

（1）全面负责本部门各类人员的管理，包括防护期间在本部门临床岗位的学生、本部门在院外学习/交流的职工以及与本部门相关的各类第三方机构工作人员（护工、保洁人员、信息人员、技术人员等），将本应急预案以及防护的各项通知和要求及时、准确地在上述人员中进行传达并督促落实。

（2）严格落实科主任"第一责任人"要求，实现一岗双责，全面发挥科室核心组的作用，及时调整、明确科室质量与安全管理小组成员的各项具体工作职责，根据疫情防护要求和院里的各项具体措施，全面协调落实好科室各项应急管理具体工作。

（3）重点加强临床医疗安全管理，重点督查落实各项疫情防护措施严格落实，根据医疗机构的整体安排，灵活机动调整对外医疗服务规模。

（4）建立本部门人员的机动管理预案，按照人员统筹调度的要求以及科室各项具体工作的安排，形成人员梯队和轮换班次，在保证应急工作完成的情况下，尽量减少在院人员以及不必要的人员流动。

二、疫情期间特别工作机制和管理要求

非常时期、非常事件采取非常的工作机制和管

理要求,是应急管理的应有之义。在应对新冠肺炎的应急管理过程中,除了像日常运行过程中各个部门各负其责、各项工作稳步推进之外,更多的是需要突出和强化某些部门或者某些具体管理事项的作用和效果,需要打破常规的运行状态,迅速集中资源和提升运行效率,甚至需要采取一些特别的管控措施规范和限制原有的常规行为。以下工作机制和管理要求是在新冠肺炎防护过程中建立起来、有效运行并起到了较好的工作效果,供大家参考。

(一)建立应急防护物资储备和按需分发制度

1. 与防护相关的各类防护、消毒、隔离、诊疗相关的耗材、用品和药品属于应急防护战略物资,实行清单式管理,每日向领导组通报入库、出库数量。

2. 医务部门、护理部、医院感染管理部门负责防护物资发放统筹,在既定防护标准和各部门人员在岗数量的基础上,核定各类防护物资的发放数量。

3. 医学装备管理部门、药剂管理部门实行防护物资的紧急采购和出入库管理,根据医疗部门的发放配置标准和人事部门确定的在岗人数,实行限量发放。

4. 所有的防护物资从入库、出库到最终发放到医务人员手中,应该建立领用登记和台账,实现全程最终可查。

(二)建立防护关键物资临时应急补充机制

1. 建立疫情防护关键物资临时应急补充工作

组,制订工作制度和流程,形成应急采购和接收院外捐赠的协议文本并做好公示工作。

2. 建立多渠道、多种方式应急补充体系,通过接受个人和社会机构捐赠、常规供货渠道提前供货、应急临时采购、上级部门申请补充等全方位的物资补充渠道。

3. 通过有效的渠道和合理的方式向机构内外通报关键应急物资的储备情况和面临的问题,争取支持。

4. 所有关键应急物资严格纳入统一出入库和应急调拨管理,根据管理要求和需要向捐赠方或者上级部门反馈物资使用情况。

5. 严格加强捐赠/采购合同管理,根据特定情况简化协议支付,加强全程纪委监察和审计管理,防范各类风险。

(三)建立人力和诊疗资源统一调配、机动使用和考核制度

1. 疫情防护应急期间,打破现有科室和部门的划分,实现人力、资源统一调配,机动使用,指定相关职能处室实行纵向管理,建立分类、多层和灵活的机动预案。

2. 合理控制在岗人员数量,尽可能减少防护物资消耗、人员流动和聚集风险。

3. 建立防护信息正式传递和工作联络机制,实现各类管理要求和重要信息能够通过正式的渠道进行有效传递,保障重要信息能够第一时间传递到相关人员。

4. 建立机动办公和绩效考核体系,疫情期间整个工作机制和考核机制与日常运行存在极大差异,灵活的考核和评价机制的建立有助于提高大家的斗志、凝聚智慧。

(四) 建立疫情期间全体人员健康状况和跨区域流动报告制度

1. 建立全体职工、"四生"(本科生和八年制学生、研究生、规范化培训住院医师和规范化培训专科医师、进修医师)、第三方在院人员健康情况报告制度和流程,及时、全面、动态了解上述人员的健康状况。

2. 全面掌握全体职工、"四生"、第三方在院人员在疫情期间与来自疫区人员、疑似/确诊病例的接触情况,以及其日常生活密切接触人员的健康情况。

3. 建立全体职工、"四生"、第三方在院人员在疫情期间跨区域流动、自我隔离观察报告制度,落实科室管理职责,做好严格和动态的监管。

4. 疫情期间,无特殊原因,停止派出医务人员跨区域参加会诊、学术交流等活动。因受政府指令性任务安排的跨区域活动,需统一安排,行程需及时向人事处报告。

(五) 建立应急隔离病房、隔离诊区清单制度

1. 结合医疗机构的布局和可能疑似/确诊患者

的转运路线,合理设置隔离病房和隔离诊区,统一配置疾病救治设备设施、防护物品和保障人员,进行清单管理,全员知晓。

2. 合理划定隔离区域内患者转院、医护人员流动、清洁和污染物品转运的路线,圈定并设置隔离区域内外警示标识。

3. 重点加强隔离区域医护人员的疾病诊疗和防护知识的培训。

4. 开展疑似 / 确诊病例隔离处置的演练,不断细化和完善应急预案,提高各部门协调应对的能力。

(六)建立医疗机构人流、车流、物流控制和流线标识制度

1. 严格控制疫情期间医疗机构管控区域内的人流、车流和物流,合理划分和分布进入医疗机构(进院)、进入医疗机构内部建设物(进楼)和进入临床科室 / 病房(进科)的人员,尽量减少通道设置,实行严格的出入控制和疾病筛查。

2. 结合医院感染控制的要求,严格划分不同区域的功能,明确各类人员出入不同区域的要求,严格管理。

3. 显著标识人流、车流和物流的管控行进路线和相关限制,分流和引导流动,防止聚集。

4. 有限封闭医疗机构的部分区域作为疫情处置的应急空间,开放区域实行行进路线闭环管理,制订合理的疫情防护措施,设置可能的意外情况留观、隔

离位点,备好应急物资,指定责任人员,形成预案。

三、疫情期间口腔医疗机构建筑布局与隔离要求

口腔医疗机构在新冠肺炎疫情期间,医护人员自休息区或办公区至诊疗区应尽可能设置缓冲间。口腔诊疗区和候诊区应有隔离分区,并有良好的通风条件。明确诊疗流程,保证清洁区、污染区分开,防止因人员流程、物品流程导致交叉污染。

(一)区域划分

《医院隔离技术规范》〔WS/T 311—2009〕中规定根据患者获得感染危险性的程度,将医疗机构按以下四个区域进行划分:

1. 低危险区域 包括行政管理区、教学区、科研区、图书馆、生活服务区等。

2. 中等危险区域 包括普通门诊、普通病房等。

3. 高危险区域 包括急诊、预检分诊、隔离病房/诊室、消毒供应中心、检验科实验室等。

4. 极高危险区域 包括手术室、重症监护病房(麻醉复苏室)。

(二)预检分诊处的建筑布局与隔离要求

1. 结合医疗机构的环境布局 减少医疗机构人员和车辆出入口数量,实行人流、车流、物流的分开分类管理,加强入口筛查,设置筛查点。

2. 建筑布局 预检分诊处应位置醒目、标识清

楚、通风良好、设施齐全。不得使用导医台替代预检分诊台。对于疑似患者,应准备单独的隔离间和转送通道。

3. 隔离要求 预检分诊人员至少落实一级防护,严格执行手卫生。如有发热且有流行病学史的患者应由预检分诊人员通过转送通道引导至指定隔离区域。预检分诊实行 24 小时值班制,夜间可设在急诊科。

(三)急诊科的建筑布局与隔离要求

1. 建筑布局 应设单独出入口、预检分诊、诊室、隔离室、抢救室等。有条件的医疗机构宜设挂号、收费、取药、化验、X 线检查等区域。新冠肺炎疫情期间急诊科应按照要求一患一室进行诊疗。

2. 隔离要求 应严格预检分诊制度,发现传染病患者及疑似患者,及时采取隔离措施。各诊室内应配备非手触式开关的流动水洗手设施和 / 或配备速干手消毒剂。候诊区应保持通风换气。

(四)门诊的建筑布局与隔离要求

1. 建筑布局 普通门诊应单独设立出入口,设置问讯、预检分诊、挂号、候诊、检查、治疗、交费、取药等区域,流程清楚,路径便捷。在诊区的末端,应设一间或多间隔离诊室。各区域应相对独立、标识明显,通风良好。各区域之间应设缓冲带或缓冲间,并有隔离屏障。清洁区、潜在污染区、污染区可画线区分(清洁区蓝色、潜在污染区黄色、污染区红色)。

隔离诊室需有独立的洗手设施、非手触式医疗废物桶及锐器盒,宜与门诊和生活区分开。通风系统应区域化,防止区域间空气交叉污染。

2. 隔离要求　诊室应通风良好,新冠肺炎疫情期间按照要求一患一室进行诊疗,应配备适量的流动水洗手设施和/或速干手消毒剂。执行预检分诊及首诊负责制度,发现疑似新冠肺炎的患者,应立即引导患者到专用隔离诊室,可能污染的区域应及时消毒。候诊区应保持通风换气。

(五)病区的建筑布局与隔离要求

1. 建筑布局　在病区的末端,应设一间或多间隔离病室。各区域应独立,标识明显,通风良好。各区域之间应设缓冲带或缓冲间,并有隔离屏障。清洁区、潜在污染区、污染区可画线区分(清洁区蓝色、潜在污染区黄色、污染区红色)。隔离病房有独立的卫生间和洗手设施,有独立的非手触式医疗废物桶及锐器盒,宜与普通病区和生活区分开。通风系统应区域化,防止区域间空气交叉污染。

2. 隔离要求　新冠肺炎疫情期间做到一患一室。病室应通风良好,应配备适量的流动水洗手设施和/或速干手消毒剂。隔离病房穿脱防护用品应在缓冲带或缓冲间完成。体温计、血压计、监护仪、吸氧装置等医疗器械尽可能专人专用,不能专人专用的使用后应采取高水平消毒处理。隔离病房保洁用品需专室专用。

四、人员培训

随着新冠肺炎防控形势的变化和对疾病认识的逐步加深,国家和各省区市的相关防治工作方案不断完善,培训内容也应随之进行相应调整。

(一) 培训对象

针对医疗机构内不同层级、不同岗位的工作人员,特别是关键部门、关键岗位、关键人员开展与新冠肺炎相关防护知识、理论和技能方面的培训教育。各部门和临床、医技及辅助科室应当根据培训对象制订培训计划并组织实施。主要包括以下人员:

1. 重点科室(预检分诊、急诊、应急救治等)医护人员。

2. 普通科室医护人员。

3. 行政后勤人员。

4. 保洁、保安、工人。

5. 学生(本科生、八年制学生、研究生、规范化培训住院医师、规范化培训专科医师、进修生、实习护士等)。

(二) 培训内容

培训内容包括与新冠肺炎相关的国家文件、法律法规和医疗机构内部制度等知识。培训内容清单主要为:

1. 新型冠状病毒肺炎诊疗方案(最新版)。

2. 新型冠状病毒肺炎防控方案(最新版)。

3.本医疗机构制订的新型肺炎相关的制度与流程。

4.个人防护用品使用方法及穿戴流程。

(1)《医院隔离技术规范》〔WS/T 311—2009〕。

(2)特定人群个人防护指南。

(3)国卫办医函〔2020〕65号《国家卫生健康委办公厅关于印发医疗机构内新型冠状病毒感染的肺炎预防与控制技术指南(第一版)的通知》。

(4)国卫办医函〔2020〕75号《国家卫生健康委办公厅关于印发新型冠状病毒感染的肺炎防控中常见医用防护用品使用范围指引(试行)的通知》。

(5)国卫办医函〔2020〕98号《国家卫生健康委办公厅关于加强疫情期间医用防护用品管理工作的通知》。

(6)肺炎机制发〔2020〕20号《关于印发不同人群预防新型冠状病毒感染口罩选择与使用技术指引的通知》。

5.中华人民共和国国家卫生健康委员会发布《医务人员手卫生规范》〔WS/T 313—2019〕。

6.消毒技术规范

(1)《医疗机构消毒技术规范》〔WS/T 367—2012〕。

(2)《医院空气净化管理规范》〔WS/T 368—2012〕。

(3)《医疗机构环境表面清洁与消毒管理规范》

〔WS/T 512—2016〕。

（4）特定场所消毒技术方案。

7. 医疗废物处置规范

（1）医疗废物管理条例。

（2）医疗卫生机构医疗废物管理办法。

（3）国卫办医函〔2020〕81号《国家卫生健康委办公厅关于新型冠状病毒感染的肺炎疫情期间医疗机构医疗废物管理工作的通知》。

8. 医用织物管理规范　《医院医用织物洗涤消毒技术规范》〔WS/T 508—2016〕。

9. 其他根据疫情防护需要进行培训的制度。

人力资源、医疗、护理、教育科研和后勤保障等相关管理职能部门和各临床、医技及辅助科室应当将新冠肺炎的相关内容纳入所开展的培训教育之中。

（三）培训方式

明确不同层级、不同岗位工作人员接受防护知识培训的形式、内容与方法等，并做好培训教育组织管理工作。因新冠肺炎的传播方式，培训采用不集中、分层次、分批次培训，小班教学、视频教学、网络教学、资料自学多种培训方式相结合，根据国家文件、制度、规范的不断更新情况进行反复强化培训。

（四）健康教育

向来院就诊患者、陪同家属、住院患者、陪护人员等提供新冠肺炎的相关知识宣教服务。主要宣传方式包括：

1. 制作新冠肺炎健康教育与宣传海报、宣传栏。

2. 发放新冠肺炎健康教育资料。

3. 通过新媒体宣传新冠肺炎防护知识。

4. 制作新冠肺炎防护知识读本。

（五）考核管理

制订并实施新冠肺炎相关防护知识与技能培训教育考核方案，将考核结果纳入医务人员绩效考核管理。

第三章

疫情期间口腔患者诊疗程序

根据国家和各省市有关新冠肺炎的防控要求，疫情期间应建立来院患者的筛查制度。筛查内容以国家卫生健康委员会办公厅和国家中医药管理局办公室联合发布的《新型冠状病毒肺炎诊疗方案（试行第六版）》为依据，患者进入医院即进行流行病学及主要症状筛查工作。流行病学内容包括2周内是否存在疫区或本地区疫情发生地接触史、确诊病例或疑似病例接触史，主要症状包括发热、干咳、乏力等。如图3-1所示，无流行病学史及新冠肺炎症状者进入正常治疗程序，如存在流行病学史或相关症状则进入进一步筛查、辅助检查、专家会诊阶段，直到排除疑似或确诊后方可进行进一步诊治程序。

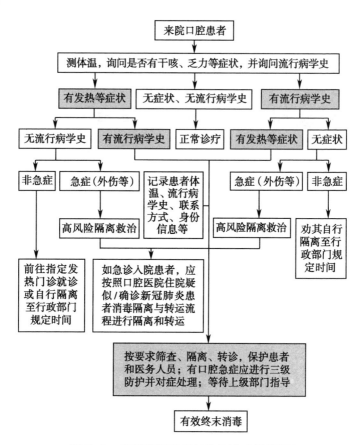

图 3-1 疫情期间口腔患者诊疗流程图

第四章

医务人员的个人防护措施

在临床医疗活动中,医务人员发生暴露感染的风险明显增加,因此疫情期间做好医务人员的个人防护至关重要,应做好诊区、病区(房)的通风管理,严格落实《医务人员手卫生规范》要求。在具体防护实施过程中,应本着安全、有效、科学、方便和经济的原则进行按需配备和分级防护。在严格落实标准预防的基础上,强化呼吸道飞沫传播、密切接触传播和气溶胶传播的感染防控。

一、门诊医务人员的个人防护措施

1. 不同风险区域人员个人防护措施 医务人员为保障患者和自身的健康安全,在从事医疗活动前均应树立标准预防的概念,采取相应的防护措施,严格落实《医务人员手卫生规范》〔WS/T 313—2019〕。根据岗位区域的不同应采取不同的防护措施。

(1)预检分诊科室人员防护要求:佩戴医用外科

口罩、医用帽,穿工作服(白大衣),必要时穿隔离衣,佩戴医用手套。

(2)临床诊疗科室人员防护要求:佩戴医用外科口罩、医用帽、医用手套,穿工作服(白大衣),必要时穿隔离衣,戴医用防护口罩(N95、N99等)、医用隔离眼罩/面罩。

(3)发热门诊及急诊科室人员防护要求:佩戴医用防护口罩(N95、N99等)、医用帽、医用手套,穿工作服(白大衣)、隔离衣,戴医用隔离眼罩/面罩。

(4)接诊疑似或确诊新型冠状病毒肺炎患者的隔离病区:佩戴医用防护口罩(N95、N99等)并严格进行密闭性能检测,佩戴医用隔离眼罩/面罩,穿医用防护服,戴医用手套。严格执行《医院隔离技术规范》〔WS/T 311—2009〕,《医务人员穿脱防护用品的流程》。

2. 不同操作暴露风险人员个人防护措施　口腔门诊医护人员应结合临床操作中可能暴露的风险强度,采取飞沫隔离、接触隔离和空气隔离防护,合理使用防护用品,科学有效防止病毒的传播。

(1)进行无创伤、无喷溅的诊疗操作时,医务人员应佩戴医用外科口罩、医用帽、检查用乳胶手套,穿工作服(白大衣),戴医用隔离眼罩/面罩。需正确穿戴和脱摘防护用品。

(2)进行有喷溅的诊疗操作时应一患一室,使用强吸以减少污染物播散,尽量使用橡皮障。条件允许情况下可用低速手机或化学去腐方式代替高速手机以减少喷溅。医务人员应佩戴医用防护口罩（N95、N99 等）、医用帽、检查用乳胶手套，穿工作服（白大衣）、隔离衣，戴医用隔离眼罩／面罩。

1）戴医用防护口罩应检查佩戴的严密性，口罩应直接紧贴面部。

2）每次诊疗结束后，使用 75% 乙醇或 500~1 000mg/L 含氯消毒剂清洁消毒医用隔离眼罩和医用隔离面罩。

3）医用隔离眼罩、医用隔离面罩、隔离衣等在诊疗单元（椅旁）使用，离开诊室需脱下。

4）医用防护口罩、医用隔离眼罩、医用隔离面罩、隔离衣等防护用品被体液、分泌物等污染后及时更换，持续使用一般不超过 4 小时。

5）脱下防护用品时，手避免接触污染面，口罩、帽子、手套、隔离衣等应里朝外处置。

（3）口腔颌面部各类创伤患者需进行口内复位固定、清创缝合术时，动作宜轻柔，以最大程度减少患者血液、唾液等喷溅。医务人员的防护同喷溅治疗时的防护措施。

（4）治疗后进行器械回收的护理人员在戴医用帽、医用防护口罩、医用手套的基础上应采取防止锐器伤发生的防护措施。使用锐器盒上的专用分离槽分离冲洗器针头。处理卡局式注射器针头时使用持针器等工具协助处理。使用 STA 时，整支废弃或剪掉软管,将针头和针筒部分放入锐器盒。严格按照《口腔器械消毒灭菌技术规范》〔WS 506—2016〕要求进行分类回收处理。

二、病区医务人员的个人防护措施

(一)病区管理

1. 普通病区要提高敏感性,疫情期间实行 24 小时封闭管理,有专人把守病区大门,并对出入人员进行体温检测和流行病学史调查。尽量减少陪护人员,原则上不允许家属陪护和探视,如确系病情需要陪护的,应了解陪护人员的流行病学史和健康状况,并固定陪护人员,不再离开医院。

2. 加强护理力量,在日常的诊疗护理过程中,加强对住院患者的病情观察,及时发现体温、脉搏、呼吸、血压等生命体征变化。

3. 病区内应当设置应急隔离病室,建立相关工作制度及流程,备有充足的应对急性呼吸道传染病的消毒和防护用品用于疑似/确诊新冠肺炎患者的隔离与救治。

4. 对无明确诱因的发热、提示可能罹患传染病的患者,或者虽无发热症状但呼吸道等症状明显、罹患传染病可能性大的患者,都要立即进行实验室检测和影像学检查。结合检查结果,进一步询问流行病学史,怀疑为新冠肺炎疑似病例的,要立即转入病区的隔离病室。

5. 病区(房)内发现疑似或确诊患者,启动相关应急预案和工作流程,按规范要求实施及时有效的隔离、救治和转诊。

6. 疑似/确诊新冠肺炎患者应专人诊疗与护理,限制无关医务人员的出入,原则上不允许家属陪住和探视。有条件的可以安置在负压病房。

7. 疑似/确诊新冠肺炎患者应当及时转到有隔离和救治能力的定点医院。等候转诊期间对患者采取有效的隔离和救治措施。

8. 患者转出后按《医疗机构消毒技术规范》〔WS/T 367—2012〕对其接触环境进行终末处理。

(二)不同风险区域人员个人防护措施

1. 普通病房医务人员防护措施　穿戴工作服、医用帽、医用外科口罩。采集呼吸道标本、气管插管、气管切开、无创通气、吸痰、口腔冲洗等可能出现血液、分泌物等喷溅和产生气溶胶的操作时,佩戴医用隔离眼罩/面罩、医用防护口罩(N95、N99 等)。

2. 收治疑似/确诊新冠肺炎患者隔离病房医务人员防护措施　穿戴工作服、医用帽、医用手套、医用防护服、医用防护口罩(N95、N99 等)或动力送风过滤式呼吸器、医用隔离眼罩/面罩、医用隔离鞋、医用隔离鞋套等。

(三)不同操作暴露风险人员个人防护措施

根据岗位工作评估将感染暴露的风险按强度分

37

为三级：

1. 低风险操作　间接接触患者，如导诊、问诊等，穿工作服或加穿隔离衣，戴医用外科口罩、医用帽。

2. 中风险操作　直接接触患者，如查体、注射、穿刺等，穿工作服或加穿隔离衣，戴医用外科口罩、医用帽、医用隔离眼罩/面罩、医用手套。

3. 高风险操作　对于普通患者有气溶胶、体液暴露的接触，或进行侵入性操作如咽拭子采集、吸痰、口腔冲洗、气管插管、手术等，穿戴工作服、加穿隔离衣，戴医用外科口罩、医用帽、医用隔离眼罩/面罩、医用手套。

对于疑似/确诊新冠肺炎患者进行以上操作时则应穿工作服，加穿医用防护服，佩戴医用防护口罩、医用帽、医用隔离眼罩/面罩、双层医用手套、医用隔离鞋套。

（四）采取飞沫隔离、接触隔离和空气隔离防护措施

根据不同情形，做到以下防护：

1. 接触普通患者的体液、分泌物、排泄物、呕吐物等及污染物品时，手卫生后戴医用手套，脱手套后洗手。

2. 可能受到普通患者血液、分泌物等喷溅时，戴医用防护口罩、医用隔离眼罩，穿隔离衣。

3. 为疑似/确诊新冠肺炎患者实施可能产生气

溶胶的操作(如气管插管、气管切开、无创通气、心肺复苏、插管前手动通气、支气管镜检查等)时应:

(1)采取空气隔离措施。

(2)佩戴医用防护口罩(N95、N99 等),并进行密闭性能检测。

(3)眼部防护(如佩戴医用隔离眼罩/面罩)。

(4)穿医用防护服,戴医用手套。

(5)操作应当在通风良好的房间内进行。

(6)房间中人数限制在患者所需护理和支持的最低数量。

三、手术室医务人员的个人防护措施

(一)手术间管理

1. 手术室内应当设置应急隔离手术间,用于疑似/确诊新冠肺炎患者紧急情况下的手术隔离与救治,建立相关工作制度及流程,备有充足的应对急性呼吸道传染病的消毒和防护用品。

2. 疑似/确诊新冠肺炎患者手术期间,限制无关医务人员的出入。有条件的可以安置在负压手术间。

3. 术后生命体征平稳,能够耐受转院运输的,应当及时转到有隔离和救治能力的定点医院。等候转诊期间对患者采取有效的隔离和救治措施。

4. 患者转出后按《医疗机构消毒技术规范》对其接触环境进行终末处理。

（二）普通手术间医务人员个人防护措施

穿戴刷手服、手术衣、一次性使用手术帽、一次性灭菌橡胶外科手套、医用外科口罩。进行气管插管、气管切开、无创通气、吸痰等可能产生气溶胶的操作时则应佩戴医用隔离眼罩/面罩、医用外科口罩或医用防护口罩（N95、N99 等）。

（三）疑似/确诊新冠肺炎患者手术间医务人员个人防护措施

穿戴刷手服、一次性使用手术帽、一次性灭菌橡胶外科手套、隔离衣或医用防护服、手术衣、医用防护口罩（N95、N99 等）、医用隔离眼罩/面罩、医用隔离鞋、医用隔离鞋套等。

四、手卫生

无明显污染物时，应使用速干手消毒剂。有肉眼可见污染物时，应使用洗手液在流动水下洗手，然后使用速干手消毒剂。在日常工作中应严格采取手卫生措施，尤其是戴手套和穿个人防护装备前，对患者进行无菌操作前，有可能接触患者体液等及其污染物品或污染环境表面之后，脱去个人防护装备过程中，需特别注意执行手卫生措施。

五、医务人员穿脱防护用品的流程

（一）医务人员进入隔离病区穿戴防护用品程序

1. 医务人员通过员工专用通道进入清洁区，认真洗手后依次戴医用防护口罩、医用帽或布帽,换工作鞋袜,有条件的可以更换刷手服。

2. 在进入潜在污染区前穿工作服,手部皮肤有破损或疑似有损伤者戴医用手套进入潜在污染区。

3. 在进入污染区前,脱工作服换穿医用防护服或者隔离衣,加戴医用帽和医用外科口罩(共穿戴两层帽子、口罩)、医用隔离眼罩、医用手套、医用隔离鞋套。

(二) 医务人员离开隔离病区脱摘防护用品程序

1. 医务人员离开污染区前,应当先消毒双手,依次脱摘医用隔离眼罩、外层医用外科口罩和外层医用帽、医用防护服或者隔离衣、医用隔离鞋套、医用手套等物品,分置于专用容器中,再次消毒手,进入潜在污染区,换穿工作服。

2. 离开潜在污染区进入清洁区前,先洗手与手消毒,脱工作服,洗手和手消毒。

3. 离开清洁区前,洗手与手消毒,摘去里层医用帽或布帽、里层医用防护口罩,沐浴更衣,并进行口腔、鼻腔及外耳道的清洁。

4. 每次接触患者后立即进行手的清洗和消毒。

5. 医用外科口罩、医用防护口罩、医用防护服或者隔离衣等防护用品被患者体液、分泌物等污染时应当立即更换。

6. 下班前应当进行个人卫生处置,并注意呼吸道与黏膜的防护。

（三）防护装备穿戴注意事项

1. **手套** 根据工作内容，佩戴医用橡胶或丁腈手套，在接触不同患者或手套破损时及时消毒，更换手套并进行手卫生。

2. **医用防护口罩** 进入污染区域或进行诊疗操作，应佩戴医用防护口罩或动力送风过滤式呼吸器，每次佩戴前应进行佩戴气密性检查。

3. **医用隔离面罩或医用隔离眼罩** 进入污染区域或进行诊疗操作时，眼睛、面部皮肤有被体液、分泌物、排泄物、气溶胶等污染的风险时，应佩戴医用隔离面罩或医用隔离眼罩，重复使用的医用隔离面罩或医用隔离眼罩每次使用后，及时进行消毒干燥，备用。

4. **医用防护服** 进入污染区域或进行诊疗操作时，应更换个人衣物并穿工作服（刷手服或一次性衣物等），外加医用防护服。

5. 医用外科口罩、医用防护口罩、医用隔离眼罩、隔离衣等防护用品被患者体液、分泌物等污染时应当及时更换。

（四）防护装备脱卸的注意事项

1. 脱卸时尽量避免接触污染面。

2. 脱下的医用隔离眼罩、长筒胶鞋等非一次性使用的物品应直接放入盛有有效氯浓度为 500mg/L 消毒液的容器内浸泡 30 分钟，其余一次性使用的物品应放入黄色医疗废物收集袋中作为医疗废物集中处置。

3. 穿戴多个防护用品时,务必确保医用防护口罩最后摘除。

4. 脱卸防护装备的每一步均应进行手消毒,所有防护装备全部脱完后再次洗手、手消毒。

六、其他医务人员的个人防护措施

在选择个人防护用品时,应注意个人防护不足或缺乏会增加感染的风险,而个人防护过度也同样可增加感染的风险。医务人员的感染防护应遵循科学防控,合理、适度的原则,应做到:①根据工作区域的风险等级选择对应的防护等级;②根据诊疗护理等操作带来的暴露风险,合理穿戴不同的防护用品;③在指定区域正确穿脱防护用品;④使用个人防护用品仅是标准预防中的一部分,不可因此忽略其他防控措施。

(一)消毒供应中心人员的个人防护措施

消毒供应中心的回收岗位人员因直接接触污染器械,属于中风险操作。器械清洗岗位人员在进行器械的刷洗处理时可能产生气溶胶,属于高风险操作。其他岗位人员无明显交叉感染风险。各岗位人员的个人防护措施参考《新型冠状病毒感染的肺炎防控中常见医用防护用品使用范围指引(试行)》,遵循按需防护的原则使用和佩戴。

1. 污染器械回收人员 手卫生,戴医用帽、医用外科口罩、检查用乳胶手套,回收车上配备速干手消毒剂,穿外出工作服、外出工作鞋。每次回收结束后及时将污染手套按照感染性医疗废物处理,手卫生后推回收车返回。进入消毒供应中心去污区前,执行手卫生后脱掉外出工作服,更换防水的清洗专用防护服,更换外出工作鞋为耐穿刺的专用拖鞋。外出工作服及外出鞋专门放置。

2. 对污染器械进行分类清洗人员 手卫生,穿戴医用帽、医用防护口罩、双层医用手套、清洗用防护服、耐穿刺的专用拖鞋、医用隔离眼罩/面罩。佩戴去污区专用防护用品(清洗用防护服、专用拖鞋、医用隔离眼罩、医用隔离面罩)时不得离开该工作区域。器械清洗结束后,将医用隔离眼罩/面罩用75% 乙醇擦拭消毒,晾干备用。每天工作结束后,将专用拖鞋、清洗用防护服等用含氯消毒剂消毒,干燥备用。医用帽、口罩、手套根据是否污染、破损或潮湿等情况及时更换或丢弃,按照感染性医疗废物处理。

3. 消毒供应中心其他岗位人员 戴医用帽、医用外科口罩,穿刷手服,清洁拖鞋,及时手卫生。

(二) 行政后勤人员的个人防护措施

1. 仅在办公室的办公人员 勤洗手、开窗通风。

2. 必须前往科室或者在工作过程中接触患者的行政人员 需正确穿工作服,戴医用帽、医用外科口罩。正确穿戴和脱摘,注意及时手卫生。工作服存放在特定位置(非行政办公区域),定期更换。

3. 后勤部门需要前往科室的维修人员 正确穿戴工作服、手套(根据工作需要)、医用外科口罩,手套污染时随时更换,口罩污染或潮湿时随时更换。禁止戴手套离开诊疗区域。维修结束后,正确脱摘手套,注意及时手卫生。

(三)保洁、电梯司乘、楼内安保人员的个人防护措施

1. 在非诊疗区内工作、巡逻的保洁、楼内安保人员 正确穿工作服,佩戴医用外科口罩,口罩至少每4小时更换一次。电梯司乘人员应当佩戴医用外科口罩和医用帽,在工作期间内不得进入诊疗区域内。

2. 在诊疗区域内的保洁、安保人员 应当正确穿工作服,戴手套(根据工作需要)、医用帽和医用外科口罩。手套污染时随时更换,口罩污染或潮湿时随时更换,应至少每4小时更换一次。禁止戴手套离开诊疗区域。正确穿戴和脱摘,注意及时手卫生。工作服放在特定位置(临床科室区域),定期更换。

3. 对疑似/确诊新冠肺炎患者所在场所进行清洁消毒或终末消毒工作的保洁人员 应穿戴的个人防护用品及顺序如下:手卫生→戴医用帽→戴医用防护口罩→穿一次性医用防护服→穿防水围裙/隔离衣(根据工作需要)→戴医用隔离眼罩/面罩→戴医用手套和长袖加厚橡胶手套→穿医用隔离鞋套。工作结束应按顺序依次脱摘防护用品:摘长袖加厚橡胶手套→摘医用隔离眼罩/面罩→脱防护服、鞋套→摘医用手套→手卫生→摘口罩、帽子→手卫生→浴室淋浴。摘下的一次性防护用品放入医疗废物容器中。可按照表4-1为保洁人员准备相应防护物资。

表4-1　保洁人员工作区域防护标准和物资配置

工作内容或区域	防护标准	防护物资配置建议
诊疗区域清洁、消毒、医疗废物收集（普通患者）	一级防护	医用帽、医用外科口罩、工作服、医用手套、速干手消毒剂
诊疗区域清洁、消毒、医疗废物收集（疑似/确诊新冠肺炎患者）	二级防护	医用帽、医用外科口罩、工作服、一次性医用防护服、防水围裙/隔离衣、医用隔离眼罩/面罩、医用手套、长袖加厚橡胶手套、医用隔离鞋套、速干手消毒剂

七、防护用品的审核和选择

根据《医疗器械分类目录》,防护用品医用外科口罩、医用防护口罩、隔离衣、医用防护服、医用橡胶手套、医用隔离鞋套、医用隔离面罩、医用隔离眼罩等均为医疗器械,见表4-2。其生产、销售应符合《医疗器械监督管理条例》(2017修订),采购国产医疗器械时应查验营业执照、生产许可/备案、经营许可/备案等,见表4-3。应注意医疗器械注册证、医疗器械生产许可证、医疗器械经营许可证有效期均为5年。

表4-2　个人防护用品

管理类别	定义	品名举例
第一类医疗器械	风险程度低,实行常规管理可以保证其安全、有效的医疗器械	①隔离衣
		②医用帽、手术帽
		③医用橡胶手套、医用检查手套、检查用乳胶手套等
		④医用隔离鞋、医用隔离鞋套
		⑤医用隔离面罩、医用隔离眼罩
第二类医疗器械	具有中度风险,需要严格控制管理以保证其安全、有效的医疗器械	①医用外科口罩、医用防护口罩
		②医用防护服、一次性医用防护服
		③一次性使用手术帽、一次性使用无菌帽
		④无菌医用橡胶手套、无菌医用检查手套、无菌检查用乳胶手套等

表 4-3　国产医疗器械采购时应审核的材料

分类	审核生产企业材料			审核经营单位材料
	工商部门	食品药品监督管理部门	医疗器械	
第一类医疗器械	营业执照	第一类医疗器械生产备案凭证(食药监械生产备**号)	第一类医疗器械备案信息表(械备**号)	营业执照
第二类医疗器械		医疗器械生产许可证(食药监械生产许**号)	医疗器械注册证(械注准**)	营业执照+第二类医疗器械经营备案凭证(食药监械经营备**号)
第三类医疗器械				营业执照+医疗器械经营许可证(食药监械经营许**号)

注:医疗器械生产企业许可/备案、医疗器械经营企业许可/备案、医疗器械产品注册/备案信息均可在国家食品药品监督管理总局官网上查询。

根据《医疗器械监督管理条例》(2017 修订),进口的医疗器械,由境外生产企业在我国境内设立的代表机构或者指定我国境内的企业法人作为代理人,向国务院食品药品监督管理部门提交产品注册/备案资料和备案人所在国(地区)主管部门准许该医疗器械上市销售的证明文件。进口的医疗器械应当有中文说明书、中文标签。说明书、标签应当符合《医疗器械监督管理条例》(2017 修订)规定以及对应医疗器械相关强制性标准的要求,并在说明书中载明医疗器械的原产地以及代理人的名称、地址、联系方式。没有中文说明书、中文标签或者说明书、标签不符合要求的,不得进口。出入境检验检疫机构依法对进口的医疗器械实施检验,检验不合格的不得进口。故采购进口医疗器械时,应查验进口医疗器械产品注册(国械注进 **)或备案(国械备 ** 号)证明文件、产品中文说明书、中文标签、报关单等资料,供货方还应提供正规的收据或电子凭证。

值得关注的是,依据国卫办医函〔2020〕98 号《国家卫生健康委办公厅关于加强疫情期间医用防护用品管理工作的通知》和工信明电〔2020〕10 号《国务院应对新型冠状病毒感染的肺炎疫情联防联控机制医疗物资保障组关于疫情期间防护服使用建议的通知》,此次疫情期间,允许使用在境外上市符合日标、美标、欧标等标准的医用防护服,要求企业提供境外医疗器械上市许可证明和检测报告、无菌证明、企业做出的质量安全承诺等。建议医疗机构在采购此类防护服时,同时索取该医疗器械符合的国际标准原文,将检测报告中使用的检测方法、检测结果与国际标准原文进行核对,以确认其防护等级和允许使用的场景。同时,各医疗机构应建立进货查验记录制度,记录事项应包括:①医疗器械的名称、型号、规格、数量;②医疗器械的生产批号、有效期、销售日期;③生产企业的名称;④经营单位(供货者)的名称、地址及联系方式;⑤相关许可证明文件编号等。

第五章

疫情期间的清洁、消毒与灭菌

根据《医疗机构环境表面清洁与消毒管理规范》〔WS/T 512—2016〕和《医疗机构消毒技术规范》〔WS/T 367—2012〕要求,医疗机构环境的清洁与消毒可根据环境感染危险度来分区,依据是否有患者存在,是否存在潜在的被患者体液、分泌物、排泄物等污染的机会,将区域分为低度风险、中度风险和高度风险区域。低度风险区域主要指基本没有患者或患者只进行短暂停留的区域,例如行政办公室、会议室、病案室等。中度风险区域主要指有普通患者居住,患者体液、分泌物、排泄物等对环境表面存在潜在污染可能的区域,例如普通病房、门诊科室、注射室、功能检查室等。高度风险区域主要指有感染或定植患者居住的区域以及对高度易感者采取保护性隔离措施的区域,如手术室。不同等级风险区域的日常清洁与消毒管理见表 5-1。

表 5-1 不同等级风险区域的日常清洁与消毒管理

风险等级	环境清洁等级分类	方式	频率	标准
低度风险区域	清洁级	湿式卫生	1~2 次	要求达到区域内环境干净、无燥、无尘、无污垢、无碎屑、无异味等
中度风险区域	卫生级	湿式卫生,可采用清洁级辅助清洁	2 次	要求区域内环境表面菌落总数 ≤ 10CFU/cm
高度风险区域	消毒级	湿式卫生,可采用清洁级辅助清洁	≥ 2 次	要求达到区域内环境表面菌落总数符合 GB 15982 要求
		高频接触的环境表面,实施中、低水平消毒	≥ 2 次	

资料来源:《医疗机构环境表面清洁与消毒管理规范》〔WS/T 512—2016〕。

注:1. 各类风险区域的环境表面一旦发生患者体液、分泌物、排泄物等污染时,应立即实施污点清洁与消毒。

2. 凡开展侵入性操作、吸痰等高度危险诊疗活动结束后,应立即实施环境清洁与消毒。

3. 在明确病原体污染时,可参考《医疗机构消毒技术规范》〔WS/T 367—2012〕提供的方法进行消毒。

口腔医疗机构应建立完整的环境清洁制度和操作流程,对环境清洁服务机构人员开展业务指导和监管,除了做好日常清洁外,对于突发应急事件也应有处置能力。基本遵循先清洁再消毒的原则,采取湿式卫生清洁的方式,建议使用微细纤维材料的擦拭布巾和地巾。清洁工具应使用颜色标记分区使用,清洁诊疗区域时,应按照由上而下,由里到外,由轻度污染到重度污染的原则,对于精密的仪器设备表面的清洁,应参照设备说明书。在诊疗过程中如果发生血液、唾液等喷溅,应及时进行污点清洁和消毒,若被大量($\geq$ 10mL)患者血液、唾液等污染时,应先采用可吸湿材料清除污染物,再使用消毒剂进行擦拭消毒。

一、物体表面清洁与消毒

根据国家卫生健康委员会办公厅和国家中医药管理局办公室联合发布的《新型冠状病毒肺炎诊疗方案(试行第六版)》中,新型冠状病毒属于 β 属的冠状病毒,有包膜,乙醚、75% 乙醇,含氯消毒剂、过氧乙酸和氯仿等脂溶剂均可有效灭活病毒,氯己定不能有效灭活病毒。根据描述冠状病毒基本属于亲脂类病毒,可选择的消毒剂种类比较广泛,物体表面消毒一般推荐含氯消毒剂和 75% 乙醇。当发生感染暴发时,应强化清洁与消毒,目前新冠病毒传染性强,主要经呼吸道飞沫和密切接触传播,鉴于目前国家对其采取甲类传染病管理,建议清洁与消毒时提高日常消毒剂浓度或者延长消毒剂作用时间,同时增加消毒频率,从环境上阻断病毒的传播。当国家疫情防控管理级别降低时,可进行调整。下面主要分诊疗区域和公共区域阐述物表、设备仪器清洁与消毒操作流程。

(一)诊疗区域

1. 预检分诊处　对门诊大厅分诊台、各口腔科室预检分诊点、门诊部和口腔诊所分诊台所有物品随时进行清洁与消毒,每天不少于 4 次,可选用 500mg/L 含氯消毒剂或 75% 乙醇进行擦拭消毒。如人流量增多,特别是暴露于疑似 / 确诊新冠肺炎患者或有流行病学史的人员后,应增加清洁与消毒频次,使用 1 000mg/L 含氯消毒剂进行擦拭消毒。

2. 门诊科室　诊室地面应保持清洁、干燥,可用 500mg/L 含氯消毒剂进行喷洒消毒,每天 2 次,作用 30 分钟。如发生体液、分泌物等污染时,应立即清洁污渍;如被大量(≥ 10mL)患者体液等污染时,应先采用可吸湿材料清除污染物,再使用 1 000mg/L 含氯消毒剂进行擦拭消毒。每位患者结束治疗后,做好两名患者间的诊间消毒,对物体表面、仪器表面进行清洁与消毒,可选用 500mg/L 含氯消毒剂或 75% 乙醇进行擦拭消毒。对于高频接触的表面(如口腔综合治疗台调灯把手、口腔综合治疗台控制台板按键、光固化灯把手等）可选用一次性薄膜覆盖，每位患者结束治疗后更换，并进行表面消毒。对于诊疗操作中反复使用的医用隔离眼罩／面罩，应在每次诊疗结束后，用 75% 乙醇进行清洁与消毒，并晾干放置在清洁区域。疫情期间候诊区可以采用含氯消毒剂喷洒的方式进行地面消毒。

3. 住院病区　严格按照《病区医院感染管理规范》〔WS/T 510—2016〕做好物体表面、地面的清洁和消毒，应保持通风良好，物体表面应每天至少 2 次湿式清洁，保持清洁、干燥，遇污染应及时清洁、消毒。

在住院病区执行清洁与消毒时，除按照先上而下、由洁到污的顺序进行，在由多名患者同居住的病房，应遵循清洁单元的原则实施清洁卫生，可使用有效氯含量为 500mg/L 的含氯消毒剂，消毒作用时间为 30 分钟。病区医生、护士休息室建议使用常规清水湿式清洁，定期使用含氯消毒剂消毒。高频接触物体表面，如门把手、桌椅、楼梯扶手、水龙头、饮水机把手等是消毒的重点区域，应定期进行清洁与消毒，消毒时使用有效氯浓度为 500mg/L 的含氯消毒剂进行喷洒或擦拭消毒，作用时间为 10~30 分钟，然后用清水擦拭干净。

4. 医技及辅助科室　对于医技及辅助科室也应做好清洁与消毒工作，分诊台按预检分诊的消毒频次执行,例如检验科、病理科、医学影像科等部门工作区域,建议用有效氯含量为 500mg/L 的含氯消毒剂定期擦拭。对于精密仪器,应根据仪器说明书,使用兼容性好的清洁剂和消毒剂;对于科室,可定期采用紫外线消毒。

5. 接诊疑似 / 确诊新冠肺炎患者隔离区域　如若收治疑似 / 确诊新冠肺炎患者,对诊室和隔离区采取终末消毒,推荐采用有效浓度的高水平消毒剂,按照全面喷雾→作用 30 分钟→常规擦拭清洁消毒→再喷雾→作用 30 分钟→通风的流程进行。物体、仪器表面应彻底清洁消毒,一般使用 1 000mg/L含氯消毒剂擦拭 30 分钟以上。空气消毒采用化学消毒剂超低容量喷雾或熏蒸方式。

(二)公共区域

1. 行政办公区域　地面以清水湿式清洁为主,接待患者的行政科室可定期使用含氯消毒剂擦拭。办公室门把手、使用的电脑键盘和鼠标定期用 75%乙醇清洁与消毒,电脑其他部件表面先用有效氯含量为 500mg/L 的含氯消毒剂擦拭消毒,作用时间大于 10 分钟后用清水洗净的湿抹布去除残留的消毒剂,其他办公设施如传真机和打印机的清洁与消毒也可用上述方法处理。

2. 公共卫生间　应经常清洁与消毒,及时处理生活垃圾,每 2 小时用有效氯含量为 500mg/L 的含氯消毒剂擦拭洗手池、地面、便池、隔板等。

环境清洁过程中使用清洁干燥的地巾和布巾，使用后的地巾和布巾不应重复浸泡在清洁用水、使用中的清洁剂和消毒剂内。原则上环境表面不宜采用高水平消毒剂进行日常消毒，但是对于特殊疫情时期的防护，可进行强化清洁，减少病毒的传播。使用含氯消毒剂时，应注意避开人群，错峰时期消毒。含氯消毒剂应现用现配，计算配比浓度，切勿使用过高浓度，造成人员的呼吸道刺激，参考配比方案见表 5-2。

表 5-2　常用含氯消毒剂的配制方法

产品	有效氯含量			
	250mg/L	500mg/L	1 000mg/L	2 000mg/L
84 消毒液原液（有效氯含量 5%）	原液 5mL 加水至 1 000mL	原液 10mL 加水至 1 000mL	原液 20mL 加水至 1 000mL	原液 40mL 加水至 1 000mL
含氯泡腾片（片重 1.25g，每片含有效氯 0.5g）	0.5 片加水 1 000mL	1 片加水 1 000mL	2 片加水 1 000mL	4 片加水 1 000mL

二、空气净化与消毒

新型冠状病毒主要经呼吸道飞沫和密切接触传播，在相对封闭的环境中长时间暴露于高浓度气溶胶情况下存在经气溶胶传播的可能。按照《医院空气净化管理规范》〔WS/T 368—2012〕的要求,加强诊疗环境的通风,有条件的医疗机构可进行空气消毒,也可配备循环空气消毒设备。其实,对于所有区域和房间来说,自然通风是最好的空气净化方式。诊室定时通风,每天至少2次,每次30分钟以上。对于没有开窗通风条件的医疗机构,可以采取紫外线消毒或空气净化消毒方式,常见的空气消毒机见表5-3。空气消毒机均应符合《空气消毒机通用卫生要求》〔WS/T 648—2019〕,在规定的空间内正确安装使用,且应取得卫生部门消毒产品卫生许可批件。依靠循环风量实现消毒目的的空气消毒机,循环风量应符合相应标准要求。除上述通风和空气消毒机两种方式外,还可采用化学消毒方法,例如超低容量喷雾法和熏蒸法,但化学消毒方法一般用于终末消毒,并且需做好个人防护,必要时戴防毒面罩。

对于开启集中通风系统的口腔医疗机构,应加强卫生管理,建议可根据国务院应对新型冠状病毒肺炎疫情联防联控机制综合组发布的《新冠肺炎流行期间办公场所和公共场所空调通风系统运行管理指南》和《新型冠状病毒感染的肺炎流行期间集中空调通风系统运行防控指引》采取相应的措施。

表 5-3 常见的空气消毒机

序号	作用因子	工作原理	机器名称	注意事项
1	物理因子	静电吸附、过滤技术、紫外线	静电吸附空气消毒机、高效过滤器（HEPA）、紫外线空气消毒机	符合相应标准要求如 GB 28235、GB 28232,没有相应标准的应达到产品质量标准要求
2	化学因子	ClO_2、O_3、H_2O_2、过氧乙酸等	化学因子的空气消毒机	无人情况使用,停机 30 分钟后进入,消毒时间 ≤ 1 小时等
3	其他	等离子体、光触媒	等离子体空气消毒机、光触媒空气消毒机	消毒时间 ≤ 2 小时,等离子体空气消毒机内部不得装有中、高效过滤器和紫外线杀菌灯等

当空调通风系统为全空气系统时,应当关闭回风阀,采用全新风方式运行。当空调通风系统为风机盘管加新风系统时,应当满足下列条件:应当确保新风直接取自室外,禁止从机房、楼道和天棚吊顶内取风;保证排风系统正常运行;对于大进深房间,应当采取措施保证内部区域的通风换气;新风系统宜全天运行。当空调通风系统为无新风的风机盘管系统(类似于家庭分体式空调)时,应当开门或开窗,加强空气流通。

新风采气口及其周围环境必须清洁,确保新风不被污染。不论空调系统使用运行与否,均应当保证室内全面通风换气。每天下班后,新风与排风系统应当继续运行 1 小时,进行全面通风换气,以保证室内空气清新。同时,建议关闭空调通风系统的加湿功能。各空调部件要定期清洁与消毒,例如过滤器、风口、空气处理机组、表冷器、加热(湿)器、冷凝水盘、风管等,应做到先清洗后消毒,可采用化学消毒剂擦拭消毒。金属部件首选季铵盐类消毒剂,按说明书中规定用于表面消毒时的浓度进行消毒;非金属部件首选 500mg/L 含氯消毒剂或 0.2% 过氧乙酸消毒剂进行消毒。

发现疑似 / 确诊新冠肺炎患者时,应当停止使用空调通风系统。转诊患者后应在疾病预防控制中心的指导下,对空调通风系统进行消毒和清洗处理,经卫生学评价合格后方可重新启用。

三、医疗器械清洁、消毒与灭菌

新冠肺炎疫情发生之初、尚未明确传染源之时,属于突发不明原因的传染病,此类患者使用后的复用器械属于突发不明原因的传染病病原体污染的诊疗器械,按照《医疗机构消毒技术规范》〔WS/T 367—2012〕中对突发不明原因的传染病病原体污染的诊疗器械的规定,对污染的诊疗器械、器具与物品的处理应符合国家届时发布的规定要求,没有要求时,其消毒的原则为:在传播途径不明时,应按照多种传播途径,确定消毒的范围和物品;按病原体所属微生物类别中抵抗力最强的微生物,确定消毒的剂量(可按杀灭芽胞的剂量确定)。现阶段,已经明确病原体为新型冠状病毒,属于亲脂类病毒,对紫外线和热敏感,56℃ 30 分钟,乙醚、75% 乙醇、含氯消毒剂、过氧乙酸和氯仿等脂溶剂均可有效灭活病毒,氯己定不能有效灭活病毒。因此,在国家没有发布专门针对新冠肺炎患者使用器械的消毒灭菌规定的情况下,对确诊/疑似新冠肺炎患者用后的复用医疗器械、器具应当按照《医疗机构消毒技术规范》〔WS/T 367—2012〕和《医院消毒供应中心第 2 部分:清洗消毒及灭菌技术操作规范》〔WS 310.2—2016〕的要求进行清洁与消毒、压力蒸汽灭菌。具体操作如下:

(一) 诊疗时使用的医疗器械

1. 疑似/确诊新冠肺炎患者尽可能使用一次性诊疗器械、器具和物品。

2. 用于诊疗疑似/确诊新冠肺炎患者的听诊器、体温计、血压计等不能耐受压力蒸汽灭菌的医疗器具及护理物品应专人专用。若条件有限,不能保证专人专用时,听诊器、血压计每次使用后用 75% 乙醇或有效氯浓度为 1 000mg/L 的含氯消毒剂擦拭消毒,体温计用 75% 乙醇浸泡 30 分钟,干燥后方可用于其他患者。

3. 对接触患者破损的皮肤、黏膜或进入人体组织、器官、脉管系统的器械,使用后应在使用地点就地用 75% 乙醇擦拭消毒,使用乙醇时应遵循相关安全管理规范;也可使用有效氯浓度为 1 000mg/L 的含氯消毒剂浸泡 30 分钟。将初步处理后的器械放入双层医疗废物包装袋中,封闭包装并标明"新冠"字样,由消毒供应中心单独回收处理。

(二) 污染器械在消毒供应中心的处理

消毒供应中心工作人员按照《新型冠状病毒感染的防控中常见医用防护用品使用范围指引(试行)》的要求做好个人防护,手卫生,戴医用帽、医用防护口罩、双层手套、清洗用防护服、耐穿刺的专用拖鞋、医用隔离眼罩/面罩。参照《医院消毒供应中心第 2 部分:清洗消毒及灭菌技术操作规范》〔WS 310.2—2016〕及《口腔器械消毒灭菌技术操作规范》〔WS 506—2016〕的要求,进行器械的回收、清洗、消毒和灭菌。

1. 清洗消毒

(1)耐湿耐热的器械:首选全自动清洗消毒机完成机械清洗、消毒和干燥步骤,设置 A0 值为 3 000。有条件时可固定一台清洗机,专门用于对此类器械的清洗消毒。口腔小器械及其他结构复杂的器械宜首选超声波清洗,有条件时固定一台超声波清洗机,专门用于此类器械的清洗,超声波清洗后的器械使用 75% 乙醇擦拭或浸泡消毒。

(2)不耐湿/耐热的器械:使用手工清洗,应注意在水面下刷洗,防止产生气溶胶。清洗后用75%乙醇擦拭消毒,用低纤维絮擦布擦干或使用医用干燥柜干燥。

(3)去污区环境及工具:每次回收结束后对回收容器、车辆使用有效氯浓度为1 000mg/L的含氯消毒剂擦拭消毒,每天工作结束后对手工清洗槽、清洗工具用含氯消毒剂进行擦拭/浸泡消毒。对不耐腐蚀的超声波清洗机参考设备说明书选择合适的消毒剂对内舱及外表面消毒。

2. 灭菌 耐湿耐热的器械首选压力蒸汽灭菌,灭菌温度134℃,最短灭菌时间4分钟。不耐湿耐热的器械,根据器械的构造、管腔内径及长度,选择低温灭菌方法。

四、终末消毒与患者尸体处置

1. 终末消毒 消毒范围包括:地面、墙壁,桌、椅、床头柜、床架等物体表面,患者衣服、被褥等生活用品及相关诊疗用品,以及室内空气等。消毒顺序按照《疫源地消毒总则》〔GB 19193—2015〕中的附录A执行,应按先外后内、先上后下,依次对门、地面、家具、墙壁等进行喷雾消毒,重点做好空气消毒。

(1)室内空气:隔离病房室内空气的终末消毒可参照《医院空气净化管理规范》〔WS/T 368—2012〕,在无人情况下可选择过氧乙酸、二氧化氯、过氧化氢等消毒剂,采用超低容量喷雾法进行消毒。

（2）污染物（患者血液、分泌物、呕吐物和排泄物）：少量污染物可用一次性吸水材料（如纱布、抹布等）蘸取 5 000~10 000mg/L 的含氯消毒剂（或能达到高水平消毒的消毒湿巾 / 干巾）小心清除。大量污染物应使用含吸水成分的消毒粉或漂白粉完全覆盖，或用一次性吸水材料完全覆盖后用足量的 5 000~10 000mg/L 的含氯消毒剂浇在吸水材料上，作用 30 分钟以上（或能达到高水平消毒的消毒干巾），小心清除干净。清除过程中避免接触污染物，清理的污染物按医疗废物集中处置。患者的排泄物、分泌物、呕吐物等应有专门容器收集，用 20 000mg/L 含氯消毒剂，按粪、药比例 1∶2 浸泡消毒 2 小时。清除污染物后，应对污染的环境物体表面进行消毒。盛放污染物的容器可用含有效氯 5 000mg/L 的消毒剂溶液浸泡消毒 30 分钟，然后清洗干净。

（3）地面、墙壁：有肉眼可见污染物时，应先完全清除污染物再消毒。无肉眼可见污染物时，可用 1 000mg/L 的含氯消毒剂或 500mg/L 的二氧化氯消毒剂擦拭或喷洒消毒。地面消毒先由外向内喷洒一次，喷药量为 100~300mL/m²，待室内消毒完毕后，再由内向外重复喷洒一次。消毒作用时间应不少于 30 分钟。

（4）物体表面：诊疗设施设备表面以及床围栏、床头柜、家具、门把手、家居用品等有肉眼可见污染物时，应先完全清除污染物再消毒。无肉眼可见污物时,用 1 000mg/L 的含氯消毒剂或 500mg/L 的二氧化氯消毒剂进行喷洒、擦拭或浸泡消毒,作用 30 分钟后清水擦拭干净。

(5)衣服、被褥等纺织品:在收集时应避免产生气溶胶,建议均按医疗废物集中焚烧处理。无肉眼可见污染物时,若需重复使用,可用流通蒸汽或煮沸消毒 30 分钟;或先用 500mg/L 的含氯消毒剂浸泡 30 分钟,然后按常规清洗;或采用水溶性包装袋盛装后直接投入洗衣机中,同时进行洗涤消毒 30 分钟,并保持 500mg/L 的有效氯含量。贵重衣物可选用环氧乙烷方法进行消毒处理。

2. 患者尸体处置

(1)患者死亡后,要尽量减少尸体移动和搬运,在严密防护下及时进行处理。用 3 000~5 000mg/L 的含氯消毒剂或 0.5% 过氧乙酸棉球或纱布填塞患者口、鼻、耳、肛门、气管切开处等所有开放通道或创口。用浸有消毒液的双层布单包裹尸体,装入双层尸体袋中,一经封闭不得打开。

(2)在完成遗体卫生防疫处理、开具死亡证明、联系亲属同意火化后,第一时间联系殡仪馆尽快上门接运遗体,并在遗体交接单中注明已进行卫生防疫处理和立即火化意见。对患者亲属拒不到场或拒不移送遗体的,由医疗机构、殡仪馆进行劝说,劝说无效的,由医疗机构签字后,将遗体交由殡仪馆直接火化。

五、医疗废物处置

口腔医疗机构严格按照中华人民共和国国务院令第 380 号《医疗废物管理条例》和中华人民共和国卫生部令第 36 号《医疗卫生机构医疗废物管理办法》等法律法规要求,对日常产生的医疗废物严格监管,实行后勤服务社会化的医疗机构应做好监督和培训。疫情防护期间务必保证医疗废物专用包装袋数量充足,对于行政科室产生的医用帽、口罩,应临时放置带盖医疗废物收集桶一并回收。对科室内医疗废物的接收,应提前设定路线图,按既定路线接收科室产生的医疗废物和生活垃圾,做好交接登记。

对疑似 / 确诊新冠肺炎患者产生的废弃物,包括医疗废物和生活垃圾,均应当按照医疗废物进行分类收集。在对疑似 / 确诊新冠肺炎患者结束口腔治疗后应及时收集产生的医疗废物,用双层医疗废物包装袋盛装,采用鹅颈结式封口,分层封扎。离开诊室前对医疗废物包装袋表面采用 1 000mg/L 的含氯消毒剂均匀喷洒表面消毒或在其外面加套一层医疗废物包装袋,然后装入一次性耐压硬纸箱内并用红色宽胶带密封,密封后禁止打开。每个医疗废物包装袋、锐器盒、一次性耐压硬纸箱外应当粘贴中文标签,标签内容包括产生单位、部门、日期、类别,并特别标注"新冠"字样,具体医疗废物处置流程见图5-1。

　　每天运送结束后,对运送工具进行清洁和消毒,含氯消毒剂浓度为 1 000mg/L,运送工具被感染性医疗废物污染时,应当及时消毒处理。同时,对于医疗机构的医疗废物暂存处,也应使用有效氯含量1 000mg/L 的含氯消毒剂,每天 2 次进行地面消毒。

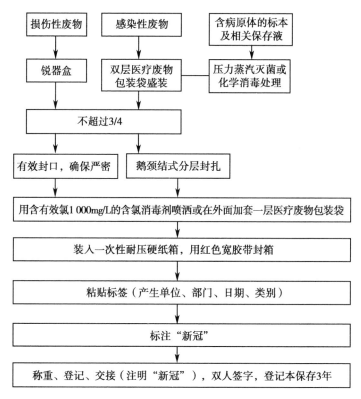

图 5-1　疑似 / 确诊新冠肺炎患者医疗废物处置流程图

第六章

疫情期间应急管理的实施

一、部门协调与联动机制管理

疫情期间,各部门要严格按照职责分工,牢固树立大局意识,无条件服从大局、服务大局,充分认识到疫情防护工作是一个系统性工作,各个部门之间相互关联、互为依托。机构内各级各类人员,尤其是党员干部,要充分扮演好各自在疫情防护过程中应当承担的"角色",守住自己的"阵地",在思想上深刻认识,行动上不打折扣,形成上下联动、条块互补、分工协作、同频共振的疫情防护应急工作局面。

1. 各部门负责人和党员干部,要提高政治站位、增强政治意识、坚定政治自觉,在疫情防控工作中冲锋在前、勇于担当、善于作为、经受考验,坚决服从医疗机构的统一部署,积极主动地开展工作,不拈轻怕重,不分分内分外,切实做到守土有责、守土担责、守土尽责。

2. 为加强部门间的协调,提高工作效率,在遇到部门工作存在交叉重叠时,应积极将有关情况上报到医疗机构疫情防护领导组,由领导组负责人指定牵头分管领导和/或负责部门。

3. 遇某一事项需多部门分工协作时,应由该项工作的具体牵头部门(无具体牵头部门时可直接由医疗机构办公室)划清责任分工,做好充分论证,广泛听取意见,及时催办督办,通过在线成立线上工作群、召开线上/线下部门协调会、协调医疗机构分管领导推进落实等形式,确保工作保质保量按时完成。协调会议结束后,应由牵头部门形成初步方案,牵头部门应做好会议记录,必要时形成会议纪要。遇重大问题时,依照医疗机构的议事规则,提请医疗机构党政决策机构审议确定。

二、人员应急管理

疫情期间,医疗机构人员管理要体现出全面和机动的特点。所谓"全面",即指人员管理的范围不再区分人员劳动关系的类型以及法律关系的属性,只要是在疫情期间可能影响疫情传播和控制的,一概纳入管理的范畴。所谓"机动",是指在疫情防护应急管理过程中,依据需要,可适当打破现有人员的部门归属,灵活调整岗位和职责,有效变通岗位考勤甚至做到绩效考核的合理倾斜,从而实现应急防护过程中人力资源的有效管控、调拨、使用和储备。

（一）人员管理的范围

1. 全体职工包括外出学习、交流的人员，离退休职工，以及与职工密切接触人员。

2. "四生"以及"四生"密切接触者人员（四生是指本科生和八年制学生、研究生、规范化培训住院医师和规范化培训专科医师、进修医师）。

3. 疫情期间，医疗机构第三方公司聘用人员，包括保洁、信息、保安、护工、维修等人员及其密切接触人员。

4. 疫情期间出入医疗机构区域的人员，包括快递、物流配送、医疗废物转运、上级检查等各类人员。

5. 来医疗机构就医人员、陪同人员、探视人员以及其他社会人员等。

（二）疫情应急人员管理的重点

1. 各类人员的健康状况及其动态变化　职工、"四生"、在院的第三方公司人员需要定时报告其健康状况以及密切接触人员的疫情信息。

2. 新冠肺炎典型症状的筛查　上述所有人员在处于医疗机构控制区域内，都应当接受入院、入楼和入科体温筛查，随时了解健康状况，及时发现健康异常。

3. 疫情防护知识培训和风险宣教　职工、"四生"、在院的第三方公司人员均应该纳入一体化防疫相关知识培训和考核体系，不留死角，确保培训的落实和培训效果。对于疫情期间出入医疗机构的外来人员，要开展多种方式的疫情防护知识宣传和风险告知,划定医疗机构内行进路线,加强管理,减少疫情传播风险。

4. 合理安排疫情防护第一线在岗医务人员 要灵活机动调整在岗时间/班次,从年龄、健康状况、是否孕产期、是否学生、是否有未成年子女等角度合理、机动安排一线人员,保证相关人员的充分休息,使其保持良好的健康状态。

5. 如医疗机构内部人员出现了发热患者或疑似患者,或者需要隔离的员工,人事部门应该配合有关部门做好相关人群的排查工作、人员安抚工作。工会做好员工和家属的慰问工作。

6. 关注上述所有人员的精神健康状态,及时了解大家的思想状况。

7. 号召医疗机构各类人员配合居住地街道(乡镇)、社区(居委会)的服务管理,主动及时报告旅行和健康状况,积极配合所在社区做好群防群控工作。

三、疫情防护物资调配及出入库管理

疫情应急防护期间,各类防护用品尤其是关键短缺防护物资均为战略管控物资,除了建立多种途径的应急补充外,还应加强现有物资的管理、调配使用,建立严格、可追溯的入库和应用痕迹管理,这些都是应急防护的重要内容。按照集中管理、统一调拨、平时服务、灾时应急、采储结合、节约高效的管理原则,确保疫情期间应急物资保障

有序有力。

（一）装备部门：应急防护物资的储备、调拨与管理

要点一：迅速响应、及时采买

1. 得知疫情发生，立即检查日常储备应急物资的数量、种类、有效期。与医院感染管理部门充分沟通，如需补充应急物资，立即采买。

2. 关注疫情的走势，积极了解国家、属地的应急方案。根据各类医务人员防护配置要求和环境消毒技术操作要求采买适宜的产品。

3. 根据防护物资每日使用量、库存量及日需求量推断采购量。

4. 积极拓展防护物资应急补充方式。通过常规供货渠道提前供货、应急临时采购、上级部门申请补充、接受个人和社会机构捐赠等多种方式实现应急补充。

5. 防护物资的采买要执行医疗机构的采购制度。情况紧急时，经应急领导组同意，采购渠道、采购价格、支付条件等可适当放宽。

6. 每日物资监控数据按要求及时、准确填报。

7. 做好与防护物资调配使用的信息沟通联络与协调对接。

要点二：查验资质、做好验收

1. 医疗机构要做好防护物资的验收、存储、发放。医用酒精等应急物资按照危险品的管理规定进行安全储存。如现有库房空间有限,无法满足疫情期间防护物资储备,要适时启用防控物资临时库房。

2. 医用防护口罩、医用外科口罩、医用防护服等防护物资要严格审核医疗器械注册证。境外上市符合日标、美标、欧标等标准的防护物资,按要求需提供境外医疗器械上市许可证明和检测报告、企业做出质量安全承诺等。

3. 医疗机构防护物资由医务部门、护理部、医院感染管理部门负责整体统筹,在保障临床正常诊疗需要、有效防护传染病风险的前提下,由医学装备部门、药剂管理部门根据各部门人员在岗数量及重点岗位人员数量限量发放。

要点三:领物使用、精细到人

1. 做好防护物资分级分区使用管理,将有限的资源优先保障高风险区域、高风险操作、高风险人员,避免过度无序使用造成资源浪费。

2. 对于紧缺的防控物资,科室要做好领物登记,做到精细到人。

要点四:接受捐赠、程序合规

按相关规定接收、分配各类社会组织和个人捐赠的防护物资,签订《疫情物资捐赠协议》,适时对捐赠单位和个人回函致谢。

要点五:信息共享、合力抗疫

1. 与兄弟医疗机构分享市场紧缺的防护物资采买渠道。

2. 在医疗机构力所能及范围内,调剂、捐赠医疗设备或抗疫物资。

3. 保障外派医疗队的防护物资、生活物资第一时间就位。

4. 疫情结束后积极总结经验,适当调整应急物资储备的品类、规模、结构,提升储备效能。

(二) 药学部门:药品与消毒剂的供应保障

针对新冠肺炎疫情防护,医疗机构药学部门应保障防护所需消毒剂和药品的供应。药学部门应指派专人,负责防护所需消毒剂和药品的采购、储存和发放。

1. 药品的供应保障　口腔专科医疗机构通常不作为新冠肺炎的定点医疗机构,一般不需配备本机构平时不需使用的可用于新冠肺炎治疗药品,以免造成药品的浪费。疫情期间,为避免出现因药品批发企业配送不及时或无库存造成药品断货,需适度加大日常使用药品,尤其是容易短缺的药品库存量,以满足口腔治疗患者的正常用药需求。

2. 消毒剂的供应保障　疫情期间,消毒剂的使用量大增,为满足疫情防控需要,药学部门应根据本地区和本医疗机构疫情严重程度、既往消毒剂消耗量、消毒剂有效期、库房储存能力等,采购和储存足量消毒剂,做到既能应对疫情所需,也能在疫情结束后,在有效期内用完,避免消毒剂过期造成浪费。

（1）消毒剂的品种选择：市面上消毒剂种类繁多。针对新冠肺炎疫情防控，医疗机构药学部门应与感染管理部门协商确定采购消毒剂的品种。所用消毒剂应符合国家卫生健康管理部门管理要求。

消毒剂的选择除需考虑对新型冠状病毒的有效性外，还需尽可能选择易获得、对被消毒物品和环境损害小、对人体毒性低、经济性好的消毒剂。既往对SARSr-CoV 和 MERSr-CoV 的研究结果显示，病毒对紫外线和热敏感，56 ℃ 30 分钟，乙醚、75% 乙醇、含氯消毒剂、过氧乙酸和氯仿等脂溶剂均可有效灭活病毒，氯己定不能有效灭活病毒。乙醚和氯仿毒性较大，不宜作为消毒剂使用。75% 乙醇和含氯消毒剂为医疗机构常用消毒剂，可作为新冠肺炎疫情防控首选。

75% 乙醇属于中效消毒剂，其优点是对消毒物品几乎无损害，用后无残留，适用于手、身体其他部位皮肤、物体表面及诊疗器具的消毒。因其易燃易爆，仅适于小面积、小范围使用，室内禁止采用喷洒法大面积使用，应采取擦拭法且在消毒过程中避免遗撒，保持室内通风。

含氯消毒剂属于高效消毒剂，消毒作用强于75% 乙醇，适用于物品、物体表面、分泌物、排泄物等的消毒。其具有氧化性，对部分消毒物品有损害。医疗机构常用含氯消毒剂通常为有效氯含量为4%~7% 的次氯酸钠溶液。

速干手消毒剂也是口腔诊疗过程中必备的消毒剂,其可降低医院感染发生,对医务人员个人防护也有利,应选择对新型冠状病毒有效的含醇类速干手消毒剂。

(2)消毒剂的储存:各种消毒剂均应在符合规定的库房储存。75%乙醇为易燃液体,当其温度≥20℃时,遇到点火源就会闪燃,当遇到能量更大的明火,低于20℃也会燃烧,继而会引发更严重的燃烧甚至爆炸。次氯酸钠溶液具有腐蚀性,可致人体灼伤,受高热还会分解产生有毒的氯气,致人中毒。二者均应在符合规定的专用库房储存。

1)75%乙醇库房储存要求

① 75%乙醇属于易燃液体,其使用应严格遵守国家危险化学品安全管理法律法规、标准规范。

②大量储存时,应存放于符合要求的专用库房内,严禁同库储存与乙醇能反应的禁忌物。

③库房内堆垛应满足通道宽度不小于1m,墙距不小于30cm,柱距不小于30cm,顶距不小于50cm(灯距),垛距80~90cm的距离要求。

④库房应符合危险化学品存放安全条件并配备干粉灭火器、二氧化碳灭火器、消防砂箱等消防器材。

⑤库房内储存75%乙醇的最大包装不应大于25L,存放总量不宜超过500kg。

⑥75%乙醇宜单独房间储存,并应远离火种、热

源、禁忌物和易燃物,温度不超过 30℃。无单独储存条件的,应存放在防爆柜内少量储存并与其他物品保持 1m 以上的距离。

⑦库房应使用防爆型电气设备,安装机械通风。

⑧库房内外应设置视频监控,信息保存时间应大于 90 天。

⑨库房门应向外开启,库房应有安全警示标识。

⑩严禁在库房内进行分装、灌装操作。

⑪75% 乙醇应由专人管理。库房管理人员必须经过专门培训,应熟知 75% 乙醇的性质和安全管理常识,75% 乙醇出入库应有详细记录。

⑫科室使用 75% 乙醇要坚持"用多少领多少,随用随领"的原则,并严格遵守安全操作规程。

2)次氯酸钠溶液库房储存要求

①必须储存在阴凉、通风的库房,远离火种、热源,温度不超过 30℃。

②包装要求密封,不可与空气接触。应与还原剂、酸类、易(可)燃物等分开存放,切忌混储。不宜大量储存或久存。

③库房严禁吸烟,远离易燃、可燃物,避免与还原剂、酸类接触。

④搬运时要轻装轻卸,防止包装及容器损坏。禁止震动、撞击和摩擦。

⑤库房管理人员必须经过专门培训,应熟知次氯酸钠溶液的性质和安全管理常识,次氯酸钠溶液

出入库应有详细记录。

四、医疗服务及医疗安全管理

(一)患者诊疗风险提示和疏导管理

1. 充分利用本医疗机构的各种传播平台,开展新冠肺炎与口腔专业相关的知识科普和健康教育,让患者充分了解疫情期间口腔诊疗的注意事项和风险。

2. 在初诊患者预约前和预约过程中,以及复诊患者安排后续的诊疗计划过程中要增加各种风险提示,让患者充分了解疫情防控期间进行口腔诊疗的风险。

3. 在患者的诊疗过程中要增加相应的风险告知和知情同意环节,对于择期诊疗的患者强调充分告知并获得患者或者其监护人明示的同意。对于急症的患者,要让患者充分了解诊疗的必要性并获得患者明示的同意。

4. 要能够以多种方式反馈和响应患者对于口腔诊疗的需求,例如通过互联网的方式开展诊疗咨询、加强出院患者术后回访、指定人员回复患者的咨询电话等方式,有效减少患者来院就诊的需求和数量。

(二)适宜安排普通门诊初诊患者

1. 严格限制门诊患者流量,合理安排各专业初诊号源数量,防止短时间、区域内患者聚集。

2. 严格执行初诊患者预约诊疗模式,取消初诊患者现场挂号,试行借助于互联网的在线咨询、健康宣教。

3. 严格限制初诊患者高危类型诊疗操作,对于必要的涉及急症等喷溅类诊疗操作通过转诊程序在指定的区域集中开展。

4. 建立并严格执行医疗机构多种途径的口腔专业诊疗风险告知、新冠肺炎特定症状筛查和传染病史问诊和记录、患者知情同意和择期治疗预约安排。加强患者风险教育和诊疗流程衔接,在提高患者满意度的基础上,确保诊疗安全。

5. 建立疫情防护期间医疗风险排查和报告制度。科室和医护人员在诊疗过程中,发现存在纠纷投诉风险的患者时,应当第一时间向医务部门、保卫部门、总值班报告。

(三)妥善有序安排复诊患者

1. 各科室、各接诊医师妥善安排患者复诊诊疗计划,及时、充分与患者／监护人沟通,减少复诊患者的大量聚集。

2. 各科室要确定值班医护人员,及时、合理接诊因沟通不畅以及临时来院的复诊患者,及时处置复诊问题,联系、安排好患者后续的诊疗计划。

3. 严格限制复诊患者高危类型诊疗操作,对于必要的涉及急症等喷溅类诊疗操作通过转诊程序在指定的区域内集中开展。

(四) 加强保障急症患者应急处置

1. 结合患者流量和诊疗疾病的专业特点,充分考虑急诊科现有医护人员的工作压力,充分保证其休息和有效防护的基础上,整体协调医疗机构内医护人员,合理排班,保证急诊患者的应急处置。

2. 根据需要在门诊区域拓展急诊患者应急处置空间,建立临时急诊应急队伍,指定临时科室管理人员,分流急诊候诊人群,缓解急诊科诊疗压力,满足患者的急症诊疗需求。

3. 建立与普通门诊初、复诊患者高风险操作急诊转诊绿色通道,在严格落实相应防护要求情况下,集中专业人员、集中特定区域,及时有效开展相应的高风险诊疗操作。

4. 重点加强急诊患者临床操作过程中的标准防护管理,实现科室统一管理,严格落实高风险操作一患一室,做好物体表面和诊室环境消毒,确保诊疗安全。

5. 充分做好医患沟通,重点加强口腔专业诊疗风险告知和患者知情同意,做好患者风险教育和诊疗流程衔接,确保诊疗安全。

6. 建立疫情防护期间急诊患者医疗风险排查和报告制度。科室和医护人员在应急处置诊疗过程中,发现存在纠纷投诉风险的患者时,应当第一时间向医务部门、保卫部门、总值班报告。

（五）分类有序做好住院患者管理

1. 口腔颌面外科病房要充分保障急诊入院患者的诊疗需求,同时结合疫情防护管理的要求和各专业疾病的特点,在充分做好患者疫情排查的基础上,合理、有序收治确需手术的急重症患者。

2. 严格加强患者探视和陪护管理,严格控制病区内的外来人员数量,严格落实病区流动人员新冠肺炎主要症状筛查和疫情排查。

3. 重点加强住院患者的管理,严格执行住院患者外出管理制度,限制陪护家属人数和探视人数。

4. 加强全身性、系统性疾病高危住院患者的管理,及时向医务部门通报、预警在院患者的病情变化,保障医疗安全。

5. 加强住院患者医疗风险排查和报告制度,对于发现存在纠纷投诉风险的患者时,应当第一时间向医务部门、保卫部门、总值班报告。

（六）疫情期间医疗纠纷和医疗安全管理

1. 疫情期间的医疗纠纷和医疗安全管理需要给予高度关注。与平时的医疗纠纷相比,在疫情期间,以下因素有可能引起新的医疗纠纷投诉:

(1)疫情期间,有关医患关系的讨论更加敏感和多样,单次就医的感受可能存在很大的差异,容易引发新的医疗争议。

(2)疫情期间,常规的医疗安排连续性因为防护要求出现变化,诊疗操作流程也会进行相应的调整,可能因医患沟通的不顺畅、知情同意告知不足而引发新的投诉。

（3）原有的医疗纠纷可能因为疫情的出现，使原本的沟通处置过程出现变化而导致矛盾进一步激化。

2. 疫情期间，医疗纠纷和医疗安全管理的核心思想与疫情防控具有一致性，也就是要早预防，早控制，重点从以下两个方面着手：

（1）建立医疗机构疫情期间医疗纠纷报告和医疗安全预警系统，及时关注、报告、预警和尽快处置医疗纠纷，有效化解可能的医疗安全风险。

（2）建立疫情期间医疗纠纷协调处置联动机制，临床科室、医务部门、保卫部门和驻院警务工作站建立信息通报和处置联动，严防意外情况发生。

五、宣传与舆情管理

（一）宣传与信息发布工作：展风采、树形象

1. 对外信息发布　疫情期间，更应提高政治站位，着力做好对外信息发布工作。

（1）对外信息发布须严格遵守国家有关新闻宣传和行业内部信息发布管理的法律法规，遵守医疗机构规章制度，坚持实事求是的原则，坚持正确的舆论导向。

（2）应及时将抗击疫情的工作动态、感人故事对外宣传，及时向有关行业媒体、上级部门投稿，讲好

口腔人自己的故事,体现口腔人的行业特点与精神风貌。

(3)应有效结合疫情防护知识,在机构内及官方网络渠道,及时传播疫情防护科普宣教知识,引导患者合理有序就医,应结合口腔专业特点,开展结合疫情的科普知识宣教、科普故事讲述,并结合相关"热点"事件、"热点"信息开展口腔科普工作。

(4)代表医疗机构对外发布消息,原则上由对外宣传部门作为主要责任部门,在医疗机构主要领导的领导下进行对外信息发布工作。

(5)疫情防护工作组或宣传部门按照职责分工对外发布信息,应按照领导组的部署,明确对外发布口径,在广泛征求领导组相关成员意见后,由医疗机构主要领导审核后再发表,以确保发布消息的准确、全面。其他科室、部门未经医疗机构主要领导授权,不得擅自发布消息。

(6)疫情期间信息发布应强调时效性,既要在第一时间对外发声,通报医疗机构疫情防护工作的进展,又要注意在新消息发布前可能产生的舆情和就诊量变化,以及发布后及时处理旧消息,以免口径不一致造成公众误读。

(7)对外发布较为细致的专业信息或图文时,需视情况征求业内相关领域专家以及上级部门的指导建议或授权(如未经上级部门同意擅自发布医用物资募捐公告,未经授权发布未获批准的信息等）。

2. 医疗机构内信息发布　医疗机构内信息/稿件的发布，按照医疗机构宣传工作制度的要求，由本科室主管宣传工作的正职负责人审核后提交宣传部门审校，重要稿件需经过医疗机构主管领导同意后再发布。

要严格遵守意识形态工作责任制的要求，涉及敏感内容、未经核实消息、暂未准予公开的内容，须宣传部门或其主管领导逐级审核并修改认可后再发表，做到守土有责、守土负责、守土担责。

（二）内宣工作：凝聚人心、彰显文化

1. 疫情期间，任何人不得以职工/学生身份，未经授权接受媒体任何形式的采访（如面访、电话采访、科普知识宣教等），应严格执行报备审批流程。相关部门和人员接到媒体的采访需求时须及时通知宣传部门，或请采访者与宣传部门联系，由宣传部门牵头协调、安排采访事宜。接受采访时，应遵循实事求是、开诚布公的原则，体现正确的价值观和职业素养，维护本医疗机构及医务人员的良好形象。对不涉及本机构工作内容的个人采访（如作为普通市民或某项活动爱好者的街头采访），应尊重被采访者本人的意愿，但原则上不允许未经授权使用本医疗机构身份。

2. 应积极组织本单位职工投稿，报道疫情防护期间的好人好事，讴歌先进典型，树立本医疗机构良好形象,营造良好的舆论氛围,起到内聚人心、外树形象的作用。通过消息、通讯、图片新闻、视频等表现形式,利用官方网站等多种传播媒介形式,汇编成工作纪实、照片集等资料留存。

3. 做好对一线医务人员、校友、志愿者的宣传工作。

4. 本医疗机构对疫区兄弟单位的关心与支持,要适时报道。对于社会各界的捐赠,要及时汇总并在疫情有效控制后表示感谢。

5. 要利用机构内的宣传阵地,如橱窗、展板等做好机构内宣传工作。

6. 要配合医疗工作,就门诊诊疗区域的布局调整,协助做好患者引导的标牌制作。

(三) 舆情监测与应对:化危机为转机

1. 疫情期间遇到负面事件、涉医暴力事件或针对敏感问题的采访需求,应在主要负责人的领导下,必要时在上级部门的指导下,由宣传部门和/或事件归口管理部门牵头组织对相关事件展开调查,召开筹备会,及时通报正确的信息,防止错误信息的扩散。必要时启动新闻发言人应对机制。未经本医疗机构授权,各科室、各部门及职工个人不得以任何方式对外发布事件相关信息。

2. 在对外信息发布、相关政策调整前以及预知的可能会产生舆情或不良影响的事项发生前,应做好舆情的研判、预警工作,提前准备舆情应对方案。

遇到舆情后,及时监测、掌握、分析,在行业主管部门或相关专家的指导下有效应对。

3. 按照"谁的人谁负责"的原则,做好意识形态责任制的落实工作。疫情期间,号召全体师生员工不信谣、不传谣、不造谣,不转发、传播未经核实或不利于疫情控制的信息,特别是要求党员干部要提高自身的媒介素养和辨别能力,避免人云亦云,应传播正能量和有助于疫情控制的信息,不被别有用心者"带节奏",应及时与机构内的"微博大V""意见领袖""思想活跃分子"沟通交流,了解最新动向,传达相关精神和要求,发现苗头性问题应及时制止并报告机构党委或主管宣传的部门,合理疏导管控舆情。

六、支援与预备队伍的建设与管理

在疫情控制初期,应根据对疫情发展形势的研判,适时启动几批"抗疫预备队"。作为口腔专科医疗机构,在发生疫情时,受专业限制,可能不会在第一时间接到命令组织医疗队赶赴前线。因此,就要抓住这段时机,积极开展预备队的筹备工作、培训工作、出征前的准备工作。

口腔专科医院的"抗疫预备队"一般由护理人员以及口腔颌面外科、麻醉科、院感科、检验科、药剂科的医务人员组成。综合医院的口腔科以及民营口腔医疗机构在抗疫的战线上也应积极准备,做好赶赴抗疫前线的准备。要利用党工团的力量,做好号召工作,并在成立后,通过开动员会、专题培训会等形式做好前期筹备工作。

培训工作要有计划地开展,在强化理论知识的基础上,也要强化实操实战,将培训工作落细落小落实,着眼于每一个工作细节,指导预备队员掌握好防护知识、培训好救治原则、锻炼好操作技术、准备好个人事项。此外,要未雨绸缪,确定好预备队的批次和后备队伍人选。提前选好队伍的领导人员和负责人。同时,也要尽早做好后续预备队人员的储备工作。

对于有可能接受任务出征的预备队员,应提前做好应急防护物资、生活用品、食品药品、必需品的准备工作,并积极动员科室和支部党团员为其鼓劲。同时,由业务主管部门做好前后方联络工作,由宣传部门跟进做好报道工作,由工会牵头做好出征人员的安抚和送温暖工作,由人事部门落实相应的待遇及表彰工作。

七、教学、科研工作的应急管理

(一)教学及学生工作应急管理

1. 如医疗机构涉及教学工作,则应按照上级教育主管部门的要求,制订本机构疫情期间教学和学生管理应急预案,包括成立应急领导组和工作组,明确职责并严格执行各类学生防护管理要求,确保各类学生安全和信息畅通,做好心理安抚工作和思政工作。结合机构内和上级部门疫情防控的管理要求,负责收集、汇总和上报相关监测数据。

2. 根据上级教育主管部门要求,所有学生在未接到学校正式通知前不得返校,积极探索开展网络线上教学,导师开展远程指导,学生自主灵活学习,推进学习方式变革,实现延期不返校,停课不停教,停课不停学,停课不停研。待疫情有效控制后再通知学生返校,届时根据情况调整授课方式。

3. 对于部分已经提前返校或留校的学生,应严格按照学校相关部门的要求做好隔离防范和宿舍消毒工作,学院辅导员和班主任应加强与相关学生的联系,做好疫情防护相关知识宣传,提醒学生注意做好自我防护,养成个人良好卫生习惯,加强体育锻炼,提高自身免疫力。

需要说明的是,此次疫情恰逢学生放假和春节假期,留校或返校的学生仅占少数,管理难度相对较小。若今后遇到疫情恰逢开学后发生,全体学生均在校,此种情况将为学生疫情防护带来极大的挑战。针对未来的风险,应加强学生应对未来疫情的教育,加强传染病防护知识的学习,提高学生长期良好卫生习惯的养成以及预防传染病的意识。

4. 如疫情发生时为非假期时段,应严格按照上级教育主管部门的决策部署,坚决把师生生命安全和身体健康放在第一位,充分认识疫情防控的严峻形势,制订教学和学生工作详细预案,明确各部门、导师、学生个人等相关责任,采取各项防护措施,坚决遏制疫情可能在校内或院内造成传播。

(二) 科研工作应急管理

科研管理是对医学科学技术领域中的研究和发展活动的管理。在日常的管理过程中以及应急管理状态下,均需要将机构管理的共性与科研活动的特点相结合。新冠肺炎疫情期间的科研应急管理是在本医疗机构应急管理体系下,结合科研工作主要内容,在预防第一,安全为主的基础上创新科研管理服务模式,以便助力科研人员安全有序开展相关研究工作。

1. 实验室生物安全管理　实验室是医疗机构科研工作的重要场所。疫情出现,对作业场所危害辨识、风险分析是应急管理体系建设和制订应急预案的基础和主要内容之一。日常管理中,国家实行统一的实验室生物安全标准,对病原微生物实行分类管理并有相关的操作要求。但在新的疫情出现时,对新病毒的认识需要一个过程,因此在严格遵守实验室生物安全的基础上,实验室要加强预防性管理。所有科研临床样本尤其是口腔内的样本采集、实验过程均应考虑到可能带有"新型冠状病毒",按照高致病性病原微生物进行管理,提升防护级别,必要时或实验室级别不够时停止采集样本或开展相关研究。实验室常规工作要根据情况,提前制订预案,有序安排、加强防护、避免人员聚集,必要时停止相关操作,所有安排均须符合疫情防护要求。

2. 创新方法,安全、有效保障科研工作　科研管理工作包括为一线科研人员提供项目、成果、论文、专利、转化和伦理等多种服务工作,具有持续性和系统性。在符合疫情防护的基础上鼓励科研人员采取符合疫情防护的研究方式方法。合理安排服务工作,避免人员接触,能够利用各种方式提前采取网络线上审批和处理的工作应提前完成,确保办事人员以接触人员最少、停留最短的方式按规合理办完相关手续,创新痕迹管理留存方式,部分纸质审批和备案材料可在疫情过后再补。

在疫情期间,尤其要关注国家防疫需求类项目、成果的研发工作,关注相关内容,及时传达沟通,组织有实力的课题组开展研发工作;关注科研成果转化等方面,尤其是涉及防疫设备设施等方面转化内容,重视管理的规范和研发的实效性,做好一线科研的好助手。

3. 开通远程资料文献服务　鼓励科研人员在疫情期间在防疫的基础上创新方式开展科研工作。管理人员及时掌握各个渠道纵向科研项目、成果等安排的新规定,快速有效传达到各层级,鼓励利用文献助力研究工作。关注科研人员的需求,鉴于防控升级以及疫情期间利用图书馆等存在不便,可根据需要,组织图书馆工作人员采取多种方式为一线科研人员提供远程文献查阅、代查和传递服务。

4. 特定时期伦理审查项目审批 科研项目的伦理审批是科研管理服务的常规内容之一,在新冠肺炎疫情应急管理中要注意防疫相关项目的审批时效,创新审批方式,必要时组织临时视频会议审查。伦理审批保质保量,常规需要会议审查的项目也可采取视频会议形式开展,保证时效和法律效力,在安全的基础上,扎实推进常规工作。

科研是一个系统工程,科研管理也是医院管理系统中的重要组成部分。因此,在应急管理过程中坚持统一领导、服务大局、合理防疫的基础上,创新管理服务模式,为科研工作安全开展提供系统支持。

八、信息部门的应急管理

医疗机构信息系统要快速响应,为决策层和临床一线提供信息技术支撑,充分利用发达的互联网,发挥在线信息系统快速便捷、无接触、协同性强的特点,可以实现整个医疗机构防疫工作整体合理有序进行。例如:①建立全方位的信息沟通和在线办公系统,快速传递重要信息,实现全体员工跨地域、跨机构可协同的紧急工作状态,以便及时有效应对疫情;②建立各类信息自动收集、汇总和报告系统,如人员健康状况的自动上报、网络在线学习及其效

果的自动评估等,提高效率、保存痕迹、自我管理;
③重新组合、优化、简化现有的服务流程,创新服务
患者的新模式,充分借助于互联网手段,增加多维度
信息公告、开展在线咨询服务、加强复诊患者管理,
发布疫情期间本医疗机构的工作安排,结合患者关
注的口腔健康问题推出在线视频等,引导患者有序、
有效、合理就医。

1. 快速构建员工信息登记系统 利用第三方在
线填报工具,实现员工自助填报健康卡以及行程信
息,及时掌握职工健康情况和风险。

2. 医疗信息系统改造 配合医疗工作安排的需
要,调整信息系统科室和医生权限,保证新的管理模
式下医疗业务的顺利开展。对于已预约的患者,可
通过短信平台批量发送停诊信息,协助科室有计划
地安排患者就诊,减少人员聚集风险。在电子病历
系统中增加新冠肺炎患者接触史、是否到过疫区等,
完善患者病历记录。

3. 部署视频会议系统和在线课堂 为减少工作
人员聚集风险,可利用互联网工具快速构建视频会
议系统和在线课堂,广泛用于疫情动员、工作部署、
宣讲培训、疫病技能培训、通知公告等,对于多部门
协同共同抗击疫情有很大帮助。

4. 开展基于互联网的患者服务 疫情期间可在
本机构预约平台等开发在线咨询功能,引导群众使
用互联网进行诊疗咨询,指导患者有序就诊,减少人

员聚集,降低交叉感染风险。患者端在线填报功能可用于患者疫情信息提前采集,有利于医护人员采取预防性措施和门诊工作安排。

九、其他应急管理

根据疫情防护工作组分工要求,积极做好应急相关工作,着力加强应急预案制订,组织应急演练,对应急工作及时进行效果评估。

针对以下情况,医疗机构应该充分考虑准备好应急预案,并组织好应急演练,如:疫情期间内出现机构内感染、重大医疗纠纷、恶性伤医事件,门急诊/住院患者过度聚集无法有效疏导,出现群体性信访,信息系统发生故障影响正常诊疗,重要防护物资、抢救用药或消毒物品无法正常供应等。应针对以上可能发生的突发事件定期组织综合性应急演练及专项抢救技术训练。演练要从实战角度出发,切实提高应急救助能力。针对机构内人员的发热患者或者隔离患者,人事部门要做好登记,工会要做好慰问工作。

结　语

　　自 2020 年 1 月 20 日经国务院批准将新冠肺炎纳入《中华人民共和国传染病防治法》规定的乙类传染病,采取甲类传染病的预防、控制措施以来,全国各地陆续启动重大突发公共卫生事件一级响应。

　　本手册按照目前各级各部门下达的疫情防控指示和要求,根据新冠肺炎目前的传播特点,以及加强诊疗前新冠肺炎相关流行病学史及预检筛查等各类管控要求,同时结合口腔医疗机构在口腔诊疗及其他工作开展过程中的医院感染防控特点,为各级各类口腔医疗机构提供责任区域内该传染病防护工作的具体建议和指导。

　　当国家根据新冠肺炎危害程度、流行强度进行传染病等级管理调整时,医疗机构人员管理、消毒、隔离措施和防护级别等可根据实际情况进行调整,履行医疗机构传染病防治工作职责。

参考文献

1. 国家卫生健康委办公厅.新型冠状病毒肺炎诊疗方案(试行第六版)[EB/OL].(2020-02-18)[2020-02-21].http://www.nhc.gov.cn/yzygj/s7653p/202002/8334a8326dd94d329df351d7da8aefc2.shtml.

2. 国家卫生健康委办公厅.新型冠状病毒感染的肺炎防控中常见医用防护用品使用范围指引(试行)[EB/OL].(2020-01-26)[2020-02-21].http://www.nhc.gov.cn/yzygj/s7659/202001/e71c5de925a64eafbe1ce790debab5c6.shtml.

3. 国家卫生健康委办公厅.国家卫生健康委办公厅关于加强重点地区重点医院发热门诊管理及医疗机构内感染防控工作的通知[EB/OL].(2020-02-03)[2020-02-21].http://www.nhc.gov.cn/yzygj/s7659/202002/485aac6af5d54788a05b3bcea5a22e34.shtml.

4. 国家卫生健康委办公厅.医疗机构内新型冠状病毒感染预防与控制技术指南(第一版)[EB/OL].(2020-01-22)[2020-02-21].http://www.nhc.gov.cn/yzygj/s7659/202001/b91fdab7c304431eb082d67847d27e14.shtml.

5. 国务院应对新型冠状病毒肺炎疫情联防联控机制综合组.新冠肺炎流行期间办公场所和公共场所空调通风系

统运行管理指南［EB/OL］.(2020-2-12)［2020-02-21］. http://www.nhc.gov.cn/jkj/s3577/202002/60b58b253bad4a 17b960a988aae5ed92.shtml.

6. 中华人民共和国国家卫生和计划生育委员会.经空气传播疾病医院感染预防与控制规范:WS/T 511—2016［S/OL］.(2016-12-27)［2020-02-21］.http://www.nhc.gov.cn/ wjw/s9496/201701/7e0e8fc6725843aabba8f841f2f585d2. shtml.

7. 中华人民共和国国家卫生和计划生育委员会.医疗机构环境表面清洁与消毒管理规范:WS/T 512—2016［S/OL］.(2016-12-27)［2020-02-21］.http://www.nhc.gov.cn/ wjw/s9496/201701/0a2cf2f4e7d749aa920a907a56ed6890. shtml.

8. 中华人民共和国卫生部.医疗机构消毒技术规范:WS/T 367—2012［S/OL］.(2012-04-05)［2020-02-21］.http:// www.nhc.gov.cn/wjw/s9496/201204/54510.shtml.

9. 中华人民共和国国家卫生和计划生育委员会.口腔器械消毒灭菌技术操作规范:WS 506—2016［S/OL］.(2016-12-27)［2020-02-21］.http://www.nhc.gov.cn/wjw/s9496/ 201701/4ef349307e3b4ff98267af8e28108907.shtml.

10. 中华人民共和国国家卫生和计划生育委员会.医院消毒供应中心第 2 部分:清洗消毒及灭菌技术操作规 范:WS 310.2—2016［S/OL］.(2016-12-27)［2020-02-21］.http://www.nhc.gov.cn/wjw/s9496/201701/bba9 8c75171446849107254929595984.shtml.

11. 中华人民共和国卫生部,中国国家标准化管理委员会.乙醇消毒剂卫生标准:GB 26373—2010［S/OL］.(2011-01-14)［2020-02-21］.http://www.nhc.gov.cn/

wjw/s9488/201107/52442.shtml.

12. 北京市卫生和计划生育委员会.医务人员(传染)感染性疾病隔离防护技术指南[EB/OL].(2018-08-30)[2020-02-21].http://wjw.beijing.gov.cn/zwgk_20040/fgwj/bz/201912/t20191216_1239865.html.

13. 北京市医院感染管理质量控制和改进中心.关于下发新型冠状病毒肺炎疫情感染防控快速查阅工具的通知[EB/OL].(2020-02-10)[2020-02-21].

14. 北京市医院感染管理质量控制和改进中心.北京市关于开展呼吸道传播性疾病(新型冠状病毒感染的肺炎)医务人员全员培训的通知(试行)[EB/OL].(2020-01-29)[2020-02-21].

15. 北京市口腔医疗质量控制和改进中心,北京口腔医学会感染预防与控制分会.关于新型冠状病毒肺炎疫情期间口腔专业防控的建议(第二版)[EB/OL].(2020-02-16)[2020-02-21].

16. 国家食品药品监督管理总局.医疗器械分类目录[EB/OL].(2017-08-31)[2020-02-21].http://samr.cfda.gov.cn/WS01/CL0087/177089.html.

17. 李立明,梁晓峰,姜庆五,等.新型冠状病毒肺炎流行病学特征的最新认识[J].中华流行病学杂志,2020,41(2):139-144.

18. 李智勇,孟柳燕.口腔诊疗中新型冠状病毒感染的防控[J/OL].中华口腔医学杂志,2020,55(00):E001-E001[2020-02-21].http://rs.yiigle.com/yufabiao/1181133.htm.DOI:10.3760/cma.j.issn.1002-0098.2020.0001.

19. 刘颖君.口腔诊室细菌性气溶胶研究进展[J].中国感染控制杂志,2017,16(8):773-778.

20. 李六亿,吴安华.新型冠状病毒医院感染防控常见困惑探讨[J].中国感染控制杂志,2020,19(2):1-4.

21. 彭镜,王霞,杨明华,等.中南大学湘雅医院儿童新型冠状病毒肺炎防控方案[J].中国当代儿科杂志,2020,22(2):100-105.

22. LI Q,GUAN XH,WU P,et al.Early Transmission dynamics in Wuhan,China,of Novel Coronavirus-Infected Pneumonia[J/OL].N Engl J Med,2020[2020-02-21].http://www.nejm.org/doi/pdf/10.1056/NEJMoa2001316?list PDF=true.